医说肺癌

YI SHUO FEIAI

纪 涛 高旭辉 王 捷 ◎主编

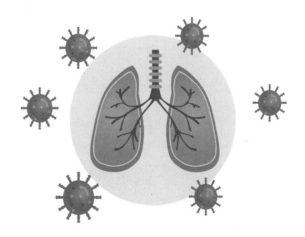

长江出版传媒 湖北科学技术出版社

图书在版编目（CIP）数据

医说肺癌 / 纪涛，高旭辉，王捷主编. -- 武汉：
湖北科学技术出版社，2021.8
ISBN 978-7-5706-1610-7

Ⅰ. ①医… Ⅱ. ①纪… ②高… ③王… Ⅲ. ①肺癌－
防治－普及读物 Ⅳ. ①R734.2-49

中国版本图书馆 CIP 数据核字(2021)第 142717 号

策划编辑：赵襄玲

责任编辑：袁瑞旌　勾爱萍　　　　　　　　　　封面设计：胡　博

出版发行：湖北科学技术出版社　　　　　　　电话：027-87679468

地　　址：武汉市雄楚大街 268 号　　　　　　邮编：430070
　　　　　（湖北出版文化城 B 座 13-14 层）

网　　址：http：//www.hbstp.com.cn

印　　刷：武汉市卓源印务有限公司　　　　　　邮编：430026

700×1000　　　　　1/16　　　　　8.25 印张　　　2 插页　　　150 千字
2021 年 8 月第 1 版　　　　　　　　　　　　2021 年 8 月第 1 次印刷
　　　　　　　　　　　　　　　　　　　　　　　定价：38.00 元

主编简介

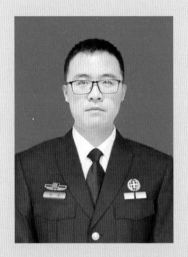

　　纪涛　中部战区总医院心胸外科主治医师，医学硕士。

　　擅长胸外科常见疾病如肺癌、食管癌、纵隔肿瘤等疾病的诊断治疗，尤其对肺部小结节病灶的诊治具有丰富的临床经验；擅长严重胸部创伤的诊治，对胸部微创外科手术具有丰富的临床经验。参加国家及省部级课题2项，获得国家实用新型专利2项，在国内外专业学术期刊发表论文20余篇。

主编简介

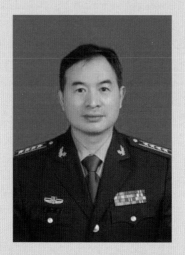

高旭辉　中部战区总医院心胸外科主任，全军心胸外科疾病诊治中心主任，主任医师，教授，医学博士，硕士研究生导师。湖北省医学会心胸外科分会第七届副主任委员，中国胸外科肺癌联盟湖北省分盟主席，湖北省预防医学会大血管疾病学组副组长，湖北省抗癌协会食管癌专业委员会副主任委员，华南国防医学杂志编委。

擅长先心病、心脏瓣膜病、冠心病及大血管疾病的诊断和治疗；对食管癌、肺癌、纵隔肿瘤以及严重胸部创伤的诊断和治疗有深入的研究，擅长达芬奇机器人和胸腔镜微创外科手术。主持省部级课题 3 项，获得国家实用新型专利 3 项，军队医疗成果三等奖 3 项，发表学术论文 30 余篇，其中 SCI 论文 7 篇，最高影响因子均为 24.889 分。

《医说肺癌》
编委会

序

　　癌症猛于虎，谈癌色变，尤其是癌症患者，总感觉死亡的阴影笼罩在头顶，让人喘不过气来。据 2019 年世界卫生组织统计，全世界每年有近 2000 万新增癌症患者，其中死亡人数约 900 万人。"癌症"这个高频词汇出现在我们生活的各个角落中，抗癌是我们人类永恒的话题。健康的人总感觉癌症离我们很远，其实癌症往往就在我们身边，一个人一生中有近 1/3 概率可能会患上癌症，如何拒绝癌症或者降低患癌症的风险，增强对癌症的了解显得尤为重要。

　　关于癌症的记载具有悠久的文献记载，最早的关于肿瘤的英文"tumor"，在希腊语中就有坟墓之意（tymbos），在拉丁语中意为肿胀（tumere）。在距今约 3500 年前古埃及即有关于体表肿瘤的记载，距今约 2500 年前的首次人体解剖，使得人类对肿瘤的认识深入体内，古希腊著名医生希波克拉底（Hippocrates，前 460—前 377）曾描述了发生在胃和子宫的恶性肿瘤，并将其称为"cancer"，距今约 2000 年的古罗马医生 Galen 提出对肿瘤的全新认识，他将肿瘤分为遵循自然规律的肿瘤、超出自然规律的肿瘤和违反自然规律的肿瘤三种类型，后两种即我们现在所说的恶性肿瘤。我们的祖先早在殷商时代的甲骨文上就有"瘤"的病名，《周礼》中将肿瘤称作"肿疡"，这一称谓在日本和韩国仍在沿用。《黄帝内经》将其描述为"肠覃""石瘕""乳岩"等。"癌"真正用于指代肿瘤始于南宋杨士瀛所著《仁斋直指方》卷二十二："癌者,上高下深,岩穴之状,颗颗累垂,裂如瞽眼,其中带青,由是簇头,各露一舌,毒根深藏,穿孔通里,男则多发于腹,女则多发于乳,或项或肩或臂,外证令人昏迷。"19世纪末和20世纪初我国将"癌"正式翻译为"cancer",通指各种恶性肿瘤。

人类治疗肿瘤的历史非常漫长,可以说是伴随着整个社会的发生发展过程,这场斗争旷日持久,而且战争还在继续。随着抗生素的应用和疫苗广泛接种,人类对感染性疾病和传染病的防治有了强有力的武器,但对恶性肿瘤和心脑血管疾病等慢性病的发生率逐年升高显得束手无策,尤其是晚期恶性肿瘤,无奈、无助、悲观绝望的情绪常常挥之不去。据2016年《中国肿瘤杂志》发表的一篇报道,2012年全国新发恶性肿瘤患者约358.6万例,死亡病例约218.7万例;其中肺癌、乳腺癌、胃癌、肝癌、结直肠癌、食管癌、宫颈癌、胰腺癌、卵巢癌、白血病是我国居民主要的恶性肿瘤。随着经济发展和生活方式的改变,我国的恶性疾病发展和构成渐趋近于发达国家,尤其是与生态环境、生活方式相关的肿瘤呈现较快的增长势头,肺癌、肝癌、结直肠癌、乳腺癌等死亡率明显增高,其中肺癌上升幅度最大,近40年发病率上升了4倍多,生存分析显示5年总体生存率约为20%,已经严重威胁人们的身体健康。

现代肿瘤学观点普遍认为癌症是一种基因病,具有多阶段、长时间形成的复杂过程。在环境和(或)遗传因素作用下,以多种基因(或其产物异常)为实质的一系列分子病理学改变,并在细胞内积累导致细胞变异,这种变异细胞具有逃避了人体免疫监控与清除的能力,变得具有过度、不可控增殖,在较短的时间内形成我们常说的恶性肿瘤,影响我们正常的组织器官的功能,最终导致脏器功能不可逆衰竭,而导致患者死亡。如何避免发生癌症,抑或得了癌症如何能够长期并高质量地生存,人类进行了艰难的探索,付出了惨痛的代价,也取得一些突破性进展,比如早期乳腺癌、甲状腺癌和宫颈癌,绝大多数患者都可治愈。在与癌症的斗争中,人类并非一直处于劣势,随着医学发展,在抗癌的局部战场,我们已经取得阶段性胜利。人间无癌的理想国可能永远不能实现,但与癌共舞、带癌长期生存的曙光已经慢慢出现,比如现在已经广泛应用的宫颈癌疫苗、部分癌症的靶向治疗,大大降低了相关癌症的发病率,用"承受换长寿"的诊疗也在延长晚期癌症患者的生存时间。

与肺癌赛跑,与肺癌战斗,仍是进行时。

殷桂林　朱水波

2021 年 1 月

前　言

　　新千年伊始，国际抗癌联盟就将每年的 2 月 4 日定为世界癌症日，旨在提高人们对癌症的重视，加快研究癌症的预防及治疗等领域的进展。我们都知道癌症是威胁人类健康的第一"杀手组织"，而肺癌作为死亡率排名第一的疾病，则是这个"杀手组织"中最恐怖的一员。

　　回顾历史，癌症研究在医学发展史上占有极高的地位，尤其是最近几十年，人们对癌症的研究不断发现新的突破口，在全社会的共同努力下，取得了令人瞩目的成就，尤其是肺癌的治疗更是发生了翻天覆地的变化，除了手术、放疗、化疗等传统治疗手段以外，靶向治疗、免疫治疗和生物治疗也成为临床医生的新式武器。

　　在人类与癌症的斗争中，认识与治疗这两条线索不断纠缠交错，相辅相成。人类能否终结癌症，成功地实现自我救赎，对这一疑问的回答仍很遥远。对于晚期肺癌，我们的目标是延长生命，也就是我们常说的"带癌生存"，曾经那种"杀敌一千，自损八百"的方法对于晚期患者的治疗已经渐行渐远，与癌症和谐共舞的时代也正在向我们缓缓走来。对于早期肺癌，我们的目标就锁定在"治愈"这两个字上，但如何能在没有任何症状的情况下发现早期肺癌，也对我们提出了新的考验。

癌症是什么？它是我们生命体中一部分异常细胞失去控制导致的恶性疾病，它是我们生长的一个缺陷，深深地带有生命的烙印，摆脱癌症犹如人类想摆脱衰老、再生、愈合、繁殖等基本的生物学特征，可见人类摆脱癌症是何其艰难，对于许多晚期癌症患者而言，基本失去治愈机会。随着生命科学的发展，尤其是分子生物学的发展，人类对生命的本质认识有了更深入的掌握，让人们逐渐了解生命的物质本质，突破生命的禁区，让人们看到攻克癌症的曙光。

要实现战胜肺癌这个目标，需要科学家、医生和患者的共同努力，更需要全社会的共同参与。想战胜肺癌，对这个疾病相关知识的了解非常重要，只有了解它，才能避免一些不必要的恐慌和绝望，才能更好地选择科学治疗，避免"病急乱投医"，找到最佳的治疗方案。

新技术的快速发展，治疗方案的层出不穷，什么样的方法才是最适合自己的，缺乏医学知识背景的人们面对肺癌一脸茫然。在治疗过程中和医生的信息不对称，也让自己和医生的沟通中只能被动接受，缺乏主动思考。

＊同样早期肺癌，同样的治疗，为什么有的人彻底治愈，有的人很快复发转移？

＊手术有哪些风险，早期癌症为什么首选手术？

＊化疗过程中有哪些副作用，如何应对？

＊化疗为什么不能杀死全部癌细胞，癌细胞耐药难道就没有救了？

＊为什么要做基因检测，早期肺癌需不需要做基因检测？

* 为什么有些晚期肺癌仍可以选择手术?

* 微创手术相比开胸手术,真的是完美吗?

* 体检发现肺部小结节,我该怎么办?

* 得了肺癌,我还能活多久?

··········

在这场古老而又现代的"战争"中,我们有太多的疑问。当生命的局部与整体,从唇齿相依的好兄弟,发展到你死我活的仇人时,如何让它们相逢一笑,战胜亿万年物竞天择中演化的精妙机制,从而让人类更年轻、更健康、更幸福地生活,才是人类的终极目标。人类要想在自然选择中获得胜利,唯有不断地奔跑。

为了实现我们的共同目标,希望通过通俗易懂的语言帮助没有医学知识背景的你,系统全面地认识癌症、了解肺癌,更有效地与医生沟通,更有效地了解这个人类的共同敌人。面对肺癌,知识是最强大的力量和武器,是我们战胜内心恐惧的法宝。希望读者通过对本书的阅读,掌握科学的利剑,让患者和医生一起勠力同心战癌魔。作为胸外科医生,我们愿倾我们所能,尽量让大家明白专业的理论知识和治疗方案,并在最后讲述了肺癌患者的抗癌故事。

编　者

2021 年 1 月

疾病是生命的阴暗面，是一种更为麻烦的公民身份。世间的我们都有双重公民身份，其一属于健康王国，另一则属于疾病王国。尽管我们都只乐于使用健康王国的护照，但或迟或早，至少会有那么一段时间，我们每个人都不得不承认——我们也是另一个王国的公民。

——苏珊·桑塔格（Susan Sontag）

目　录

第一篇　肺癌认识篇

一、认识我们的肺

　　肺在我们生命中的重要性不言而喻,它的形成是人类从海洋到陆地进化的必备条件。要了解肺癌,首先要明白我们的肺具有什么结构和相关功能。

　　肺具有什么结构呢？普通人可能从来没有见过我们肺的真实样子,其实它就像胸腔内两个海绵状器官,内部布满血管、气管和肺泡等组织。右肺具有上、中、下三片肺叶,左肺具有上、下两片肺叶(图1-1),右侧肺较左侧肺稍大,约占肺功能的55％,左肺约占肺功能的45％,为啥会出现以上这种情况呢？其实我们不用纠结这个问题,就像讨论为什么我们只有一个心脏、两个肾一样,这些"上帝"早就给我们安排好了,权当给我们的心脏腾出点活动的空间。左肺和右肺之间部分叫纵隔,纵隔内有气管、食管、大血管和心脏重要脏器,两肺的下面是膈肌,它将我们的胸腔和腹腔分开,呼吸时膈肌上下摆动,就像风箱的挡板一样,让气体在我们的肺内自由进出,帮助我们呼吸。

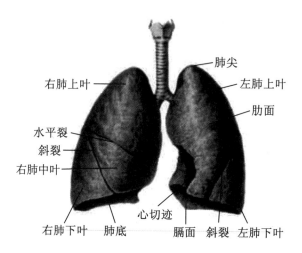

右肺上叶
肺尖
左肺上叶
肋面
水平裂
斜裂
右肺中叶
右肺下叶　肺底
心切迹
膈面　斜裂　左肺下叶

图 1-1　肺的结构

肺有什么功能呢？简单地说就是负责我们的氧气与二氧化碳交换，吸进氧气，呼出代谢废物二氧化碳。氧气吸入肺内，通过各级气管到达我们的肺泡内，在肺泡表面交换出二氧化碳，这样含氧气量比较低的静脉血获得氧气变成含氧量高的动脉血，经过全身的血液循环为我们的组织器官代谢提供氧气供应。

肺癌，通常就是指肺部细胞发生失控的生长。理论上来说只要具有充足的营养供应，肺癌细胞具有无限增殖能力，这些癌细胞生长迅速，很快就会在我们肺内形成肿块，且这些肿块不具备氧气和二氧化碳交换功能。如果癌肿块侵犯我们的气管就会出现顽固的咳嗽、咳痰，气管被肿瘤堵塞可出现气促、胸闷等症状，大量痰液阻塞，可能会出现肺部感染；如果癌肿块破坏我们的肺部血管，可能会出现咯血；甚至有些肺癌组织会分泌一些激素，导致我们内分泌功能出现紊乱,比如肺性骨病可引起我们全身骨痛,甚至出现哮喘、贫血、顽固性低血糖和电解质紊乱等症状。

肺功能的正常运转,才能给我们健康的生命,而肺癌就是那个最可恨的"杀手",下面我们就了解一下癌细胞是怎么形成的。

二、肺癌细胞的起源

好好的体内如何产生肺癌细胞呢?

正常细胞要变成癌细胞的机制非常复杂,目前仍处于探索阶段。关于癌细胞形成,大概具有两个重要因素:一是癌基因突变和(或)抑制基因失活;二是已形成的癌细胞狡猾地逃避人体免疫系统的识别和清除。众多癌症,莫不遵循此规律,肺癌亦是如此。

何为癌基因?癌基因是指人类固有的一类基因,又称转化基因,它们一旦活化便能促使人或动物的正常细胞发生癌变。

何为抑癌基因?顾名思义,它是相对癌基因而言,也是人类固有基因,在被激活情况下它们具有抑制细胞增殖作用,如在一定情况下抑癌基因被抑制或丢失后则可减弱抑癌作用,导致肿瘤发生。多数情况下,抑癌基因对细胞的发育、生长和分化起重要的调节作用。

癌基因与抑癌基因这一对欢喜冤家,都是我们人类与生俱来的东西,可以说他们构成了我们生命的本质。它们相爱相杀,无时无刻不在进行着激烈的斗争,但大多数情况下它们两兄弟都相安无事,各自安稳,所以才有我们人体的各个组织器官有条不紊地工作,维持我们身体这台机器正常运转。

肺癌细胞的出现也是始于这两个兄弟之间平衡的破坏,或者癌基因突变,或者抑癌基因失活,它们变得不再遵守规矩,变得嚣张或者沉默,我们的生命密码——DNA 开始出现错误的编辑和翻译,突变基因数量逐渐积累,最终导致癌细胞的产生,这是一个漫长的过程,通常需要 15～30 年时间。

人体产生了肺癌细胞,是不是我们一定会得肺癌呢?答案是否定的。在我们体内还有第二道防线,那就是我们的免疫屏障。多数情况下,产生的癌细胞均能被我们人体的免疫细胞快速识别监视,并迅速消灭,就像我们的公安机关一样,发现腐败分子和犯罪分子,迅速拿下这些害群之马。但是癌细胞的狡猾程度远远超出我们的想象,他们可以"伪装"自己,让免疫系统无法识别,甚至还具有"策反"功能,让我们的免疫细胞为它服务。

癌细胞的疯狂,神秘,无情,会深深地伤害养育它的人类,曾经在我们体内相安无事、和平共处的好兄弟、好邻居,变成了不共戴天的"死敌"。

三、死亡率最高的癌症

随着工业化的发展,人均寿命的延长,癌症的发病率和死亡率迅猛增加。2020 年之前,肺癌一直是全球发病率和死亡率最高的癌症,而 2020 年最新数据显示,乳腺癌新增人数达 226 万人,肺癌为 220 万人,乳腺癌正式取代肺癌,成为全球第一大癌症,即发病率最高的癌症(图 1-2)。但是 2020 年全球癌症死亡病例 996 万例,其中肺癌死亡 180 万例,远超其他癌症类型,位居癌症死亡人数第一,这说明肺癌当仁不让仍是全球死亡率最高的癌症(图 1-3)。

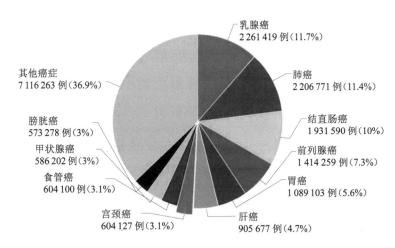

图 1-2　2020 年癌症新发病例数前十名的癌症类型

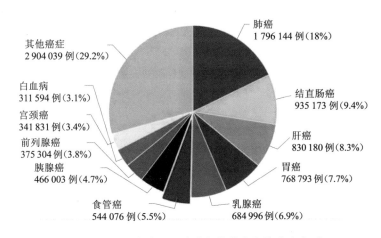

图 1-3　2020 年癌症死亡病例数前十名的癌症类型

研究发现肺癌的发病具有以下较为明显的特征：工业发达国家高于发展中国家，城市高于农村，男性高于女性，吸烟人群远远高于非吸烟人群，以及一些从事特殊职业的工种。其中吸烟已经成为全球公认的肺癌高危因素（日均吸烟超过 20 支，肺癌发生率是非吸烟患者的 10 倍以上）。

另外，国家卫健委统计数据显示，近年来我国肺癌发病率年均增长为 26.9％，每 10 年到 15 年，肺癌患者的总人数增加 1 倍。我国第三次居民死因调查分析发现，肺癌死亡率在 30 年内上升 4 倍，成为我国死亡率最高的恶性肿瘤。

防治肺癌，刻不容缓。

四、诱发肺癌的外部因素

从哲学的角度看，任何事情的发生均是内因和外因共同作用的结果，肺癌也不例外。内部因素往往是与生俱来，具有较为明显的遗传特性，我们无法改变，所以深入了解导致肺癌的外部因素显得更为重要，有哪些因素会导致我们肺癌发生率增加呢？

1. 吸烟

吸烟导致肺癌的高发已经成为全人类的共识，大部分肺癌和吸烟有密切关系。研究发现 70％～80％的肺癌患者都具有长期吸烟史。中国作为全球第一大肺癌国家与我们 3.5 亿名烟民的"贡献"密不可分。

2. 室内烟雾

炒菜油烟,尤其是大火爆炒时,短时间内 PM2.5 可以飚到 2000 以上,甚至爆表难以测出。北方冬天取暖用的煤球、农村用的柴火灶、室内二手烟雾等这些均含有诱变剂和致癌物,危害性较大。

3. 空气污染

随着工业化进程加快,车辆尾气、工厂废气、化石燃料燃烧气体,以及雾霾等,这些污染物对肺部健康具有显著影响。

4. 职业接触

职业相关危害已经成为非烟草肺部致癌物的重要来源。已经明确的常见致癌物有砷、石棉、铍、铬、柴油废气、矿物油、镍、氡、二氧化硅等。

5. 营养问题

营养过剩或者缺乏也会增加肺癌的发病风险,营养均衡,多吃新鲜水果、蔬菜可以降低肺癌的发病率。

6. 肺部慢性疾病

研究发现,肺部炎症、肺结核、慢性阻塞性肺部疾病及肺纤维化均与肺癌的发生密切相关,而这些肺部疾病又与吸烟密切相关。

以上是具有明确证据的肺癌诱发因素,当然肺癌的复杂性远不止如此。不健康的生活方式如长期熬夜、经常酗酒、缺乏体育锻炼、久坐等与肺癌也有一定的相关性。当然心理和性格不健康在肺癌的发生中也起到一定作用,比如压抑的生活、精神创伤、内向抑郁、情感表达障碍等。

明白了导致肺癌的常见因素,下一步就要看我们的行动了。首当其冲,戒烟是最最重要的预防措施,不要为吸烟找任何借口,如果你不想得肺癌,必须戒烟,这点毋庸置疑。戒烟既保护自己又关爱他人,一举两得。空气污染靠我们个人可能无法改变,必要时我们可以佩戴口罩,给自己的呼吸道增加一个过滤屏障,雾霾严重的天气,建议少出门或不出门,必要时可以室内加装空气净化器,改善我们生活的小环境。做好职业防护,防止职业暴露,改进我们的饮食生活习惯,增加运动,调整我们的心态,迎接生活的每一天。

五、胸部 CT 筛查——发现早期肺癌的指南针

早发现、早诊断、早治疗,这"三早"是我们面对癌症的 3 个盾牌,而早发现是第一道关。从挽救生命的角度来看,早发现是治愈肺癌的唯一希望,临床上肺癌一旦进展到晚期,患者就基本失去了治愈的可能。早期肺癌和晚期肺癌治愈率的巨大差异,让我们不得不重新看待肺癌筛查的重要性。

何为筛查?医学上的筛查,就是通过特定的检查方法,如 CT、超声检查、实验室等检查,针对特定人群检查其可能患有的某种疾病,或患有某种疾病的风险性。可见筛查也是具有一定的针对性人群,那么问题来了,到底谁该筛查?

对于什么样的人群需要定期行肺癌筛查,首先我们要确定目标人群,我们的定义如下。

(1) 年龄:50~79 岁。

(2) 至少有以下一项危险因素。①吸烟指数:≥20 包年(每天吸烟包数×吸烟年数≥20)。比如每天抽 2 包烟,抽烟时间达到 10 年;或者每天抽 1 包烟,抽烟时间达到 20 年,这些都是 20 包年(注:包括戒烟时间不足 15 年的烟民);②恶性肿瘤或者肺癌家族史;③既往有肺部疾病史(肺结核、慢性支气管炎、肺气肿、肺纤维化等);④肺癌高发地区;⑤职业与环境致癌因素(比如接触石棉、铍、铀、氡等);⑥长期被动吸烟者。

当然,如果你不符合这些条件,我们是不推荐做筛查的,为什么呢?首先,筛查疾病也要考虑一定的卫生经济学,发病率太低的人群行相关筛查,会浪费大量的医疗资源;其次,筛查可能会出现大量假阳性(假阳性:指因为种种原因把不具备阳性症状的人检测出阳性的结果),增加人们的焦虑和紧张情绪;最后,筛查可能对身体有轻微损伤,增加不必要的伤害。

确定了目标人群后,下一步我们就要讨论该如何筛查。

随着经济的发展,人们对自己的健康重视程度越来越高,巨大的健康市场也充斥着商家推广的各种各样的癌症筛查方案,检查的有效性也良莠不齐。

低剂量螺旋胸部 CT 是目前国际上推荐的肺癌早期筛查最主要手段,目前已经主张放弃曾经常用的胸部透视、胸片进行肺癌筛查,胸部 X 线检查对发现直径小于 2cm 结节,以及位于肺门、心膈角、心脏后方的病灶具有明显的局限性。大量数据分析发现,低剂量螺旋 CT 可发现 20%~25% 的肺内结节,可提高 2 倍的早期肺癌诊断率,可降低约 20% 的肺癌相关死亡率,因此低剂量螺旋胸部 CT 在发现早期肺癌方面更具有客观优势,它可以发现直径小于 5mm 的微小病灶。如此多的优点,所以推荐高危人群每年进行一次相关检查。

如果不幸筛查出肺部结节病灶,该如何处理? 首先肯定要听从专科医生的建议,中华医学会为此也给我们绘制了专业的随访线路图(图 1-4),可以供大家参考。

六、肺癌相关症状——切勿忽视的身体警报

通过前几篇文章的学习,我们了解了肺的结构和功能,肺癌细胞形成的内部因素和外部因素,以及如何针对高危人群进行相关筛查。那么究竟肺癌具有什么样的症状,何种症状需要我们提高警惕,或者需要去医院进一步检查呢?

肺癌如同潜伏在我们体内的"隐形杀手",引起症状的表现形式多种多样,其中肿瘤的部位、大小、与周围器官的关系,以及有无转移均会导致不同的临床表现。目前随着胸部 CT 用于肺癌筛查的普及,越来越多无任何症状的早期肺癌被发现。总体来说,肺癌的常见症状可分为以下几类。

1. 肺部症状

(1)咳嗽。咳嗽是肺部疾病最常见的临床表现,凡是气管、支气

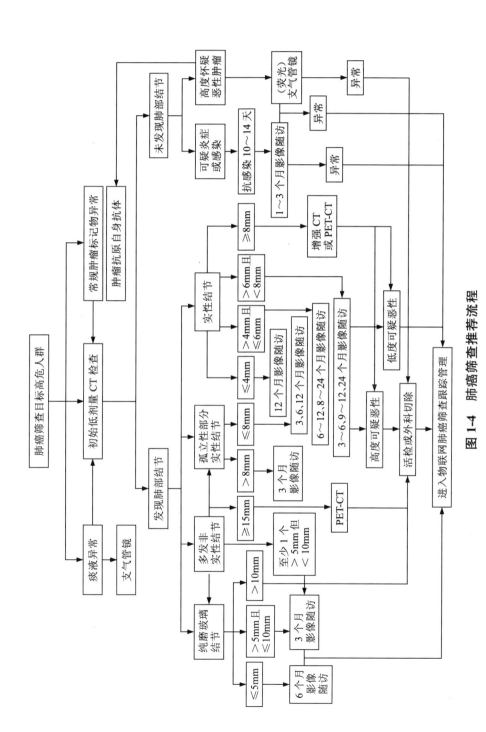

图 1-4　肺癌筛查推荐流程

管或者胸膜受到刺激,均可引起咳嗽症状。约 55% 的肺癌患者以咳嗽作为第一临床症状,由于生活中咳嗽非常平常,容易引起人们忽视,特别是长期吸烟者,往往认为"吸烟者咳嗽不算咳"。我们在此强调,对于肺癌高危人群,持续超过 1 周的胸部不适,尤其是咳嗽,一定要找专科医生就诊,建议首选胸部 CT 检查。

(2)咯血。也就是我们常说的痰中带血,当肿瘤侵犯血管,或者本身毛细血管和小血管糜烂,均可导致痰中出现血丝,短期间内大咯血可导致气管阻塞,引起患者窒息死亡。

(3)呼吸困难。肿瘤造成较大的支气管出现不同程度的阻塞,可出现阻塞性肺部感染、肺不张,导致患者出现胸闷、气促、发热、喘鸣等。

(4)胸痛。早期肺癌一般无胸痛表现,出现胸痛可能与肿瘤侵犯支气管壁或者肺血管壁神经末梢有关。疼痛呈现隐痛或者钝痛,可缓解或间断发作,持续性逐渐加重的疼痛多提示肿瘤累及胸膜、胸壁或者局部神经,少部分患者可出现肩背部、腋下放射性疼痛。

2. 局部侵犯症状

肺癌在胸腔内生长,其原发肿瘤或者转移淋巴结直接压迫、侵犯邻近组织和器官时,可产生下列症状。

(1)压迫或者侵犯负责调节膈肌运动的膈神经,引起膈肌麻痹,影响呼吸运动。

(2)压迫或者侵犯喉返神经,导致声带麻痹、声音嘶哑出现。

(3)压迫上腔静脉(主要负责上半身血液回流到心脏的血管),

导致我们面部、颈部和上肢、胸部肿胀感明显,皮下组织出现水肿。

（4）癌组织转移到胸膜腔或者心包,可引起心包积液、胸腔积液,从而引起呼吸困难、心包填塞症状,甚至剧烈胸痛。

（5）肿瘤侵犯纵隔内食管,可引起吞咽进食困难。

（6）肺尖部肿瘤,可引起上肢活动障碍、眼睑下垂、瞳孔缩小、上臂痛、面部无汗等,这些症状有个专用名词称作颈交感神经麻痹综合征（霍纳综合征）。

3.肺外症状

少数肺癌患者除了有肺部症状外,还具有肺外症状。为此,医生也给这种表现起了个名字叫副肿瘤综合征,顾名思义这些症状就是肺癌的副产物,可能是由于肿瘤细胞所释放的化学物质而引起,并非是肺癌的独有特征。常见症状如下。

（1）杵状指（趾）和肥大性肺性骨关节病。主要表现为指（趾）末端肥大,或者出现关节疼痛僵硬等表现。

（2）周围神经病变。可出现肌无力、容易疲劳和肌肉压痛等表现。

（3）内分泌功能紊乱。部分肺癌具有分泌激素功能,可引起血压、血糖变化,电解质紊乱,男性乳房发育,哮喘,皮肤色素沉着等。

4.全身转移症状

肺癌主要通过淋巴管和血管进行远处转移,部分患者以转移症状作为最早的临床表现。肺癌全身转移以骨骼、脑、肾上腺、肝脏和对侧肺最为常见。

（1）骨转移。表现为局部疼痛并有固定压痛点,进行性疼痛加重是主要表现,部分可出现不明原因的骨折,如累及脊椎骨可出现肢体无力、尿潴留或失禁,甚至截瘫表现。

（2）脑转移。常有头痛、恶心、呕吐等表现,部分患者可出现头晕、走路不稳、性格改变、产生幻觉和精神异常等,进行性偏瘫、突发晕厥、脑出血也是脑转移常见表现。

（3）肝脏转移。最常见的表现为食欲下降、右上腹部胀痛、恶心、厌油腻食物、消瘦等表现。

（4）肾上腺转移。患者常常没有明显的症状,部分患者可出现后背肾区胀痛,但一般不会引起肾上腺功能异常。

（5）除上述几种常见的远处转移部位外,还有皮肤、皮下组织、肌肉、腹腔内、心脏等转移性肿块出现,这些也要引起我们的重视。

通过上面的学习,我们发现肺癌的症状复杂多变,不同肺癌患者的症状表现差异巨大,一时间也难以记得掌握。我们主要牢记肺癌的五大常见症状:咳嗽、咯血、咳痰、胸痛和呼吸困难,记住这些预警信号,对我们早期发现肺癌具有一定帮助。

再次强调一下,对于上述五大症状持续1周以上,一定要找专科医生寻求诊疗。避免出现感冒几个月还不好,最终贻误早期肺癌的发现,抱憾终生。

第二篇　肺癌诊断篇

一、肺癌诊断和分期概念

提到肺癌的诊断,首先要明确"诊断"的概念。医学上常说的诊断通常分为临床诊断和病理诊断两个方面,平时生活中我们常常将两者混为一谈。

临床诊断指的是医生根据患者的症状、体征和辅助检查结果,并结合患者年龄、性别、既往病史、家族史和生活习惯,对患者病情进行的初步判断,也就是说不是最终诊断。而病理诊断则是对于疑似异常的病灶,采取一定的有创检查取得的病灶组织标本,进行的病理实验诊断,也就是我们常说的"金标准"诊断。

对于肺癌的最终诊断,组织病理诊断是唯一标准诊断,如果没有病理就不能真正的确定是否为癌症。也就是所,如果没有病理诊断,一切临床诊断都是猜测,不能下最后结论。很多患者在发现肺部结节或者肿物时,便迫不及待地问医生这个病灶到底是良性还是恶性,当然没有一个医生可以肯定地回答这个问题,甚至有些患者花了大几千块钱,做了 PET-CT 检查仍然不能明确,患者会经常抱怨花了这么多钱还是无法彻底搞清楚病灶性质,没办法,这就是科学的局限性。

对于肺癌的治疗,除了诊断外,分期也非常重要。在外科手术干预之前,常规需要根据患者病情和影像学检查来进行临床分期,判断患者肿瘤大小、是否有淋巴结和远处转移,也就是 cTNM 分期(c:临床;T:肿瘤大小;N:淋巴结转移情况;M:远处转移情况),根据这些可以初步判定患者手术的可能,而病理学分期(N 的情况)则需要在根据术后淋巴结转移与否才能判定,才是最准确的诊断。

由此可见,临床诊断和病理诊断,犹如法官判案一样,临床诊断是一种推理诊断,而病理诊断则是证据诊断,两者相辅相成,在肺癌的治疗上均具有重要作用。

二、 放射影像诊断——发现肺癌的"照妖镜"

研究发现早期肺癌术后 5 年存活率普遍在 60%～80%,并且原位腺癌和微浸润癌的 5 年生存率接近 100%。虽然近年来肺癌的诊疗水平有明显进步,但中晚期肺癌的 5 年生存率仍没有明显改善。因此早期发现肺癌对挽救患者的生命,打赢肺癌保卫战具有决定性的作用,如何发现早期肺癌,各种放射影像学诊断就成为我们诊断肺癌的"照妖镜",将藏在我们体内的肺癌肿瘤显露出它的庐山真面目。

1. 胸部 X 线检查

胸部 X 线检查是肺部检查的经典方法。根据拍摄位置主要分为正位胸片和侧位胸片。在拍片过程中,需要在放射科技师的提醒下屏住呼吸,避免肺部运动对摄片效果产生干扰。在胸部 X 线片中,肺部肿瘤主要表现为结节影或者团块影,肺癌肿块常伴有分叶征、毛刺征、胸膜凹陷等,X 线检查的主要优点为检查方便、价格便宜,曾受到临床医生和广大患者的青睐。但胸部 X 线检查也具有明显的局限性,其检查影像结果容易重叠、空间分辨率低且很难发现直径小于 1cm 的肿瘤,尤其对位于隐匿区(肺门、肺尖、脊柱、心脏、纵隔区)的结节病灶更为局限。近年来逐渐有被胸部 CT 取代的趋势。

2. 胸部 CT

CT 的全称为计算机 X 线断层扫描。CT 的发明使用,使得医学影像学产生革命性变革。胸部 CT 诊断肺癌具有以下优点:①CT能发现直径小于 1cm 病灶和常规胸部 X 线片难以发现的肺部肿瘤。②胸部 CT 分辨率较高,能区分不同组织的细微差别。③判断肺部肿瘤与周围组织器官的关系,以及纵隔内有无肿大淋巴结,尤其是增强胸部 CT,还可以清晰显示肿瘤与血管的关系。④判断肺癌的分期及病情程度具有无可比拟的优势。所以,胸部 CT 已经成为肺癌诊断和鉴别诊断中不可缺少的辅助诊断方式。

3. 胸部磁共振

磁共振成像（MRI）是一种无创伤、无辐射的生物成像技术，具有较高的生物安全性，对人体几乎没有影响，因此儿童和孕妇无须担心辐射对身体的影响。但 MRI 检查具有相对的局限性，如体内有无法取出的金属植入物如心脏起搏器、磁性固定材料则属于检查禁忌证。磁共振检查过程中设备噪声大，检查时间相对较长，且患者躺在一个相对密闭的空间内，部分具有幽闭恐惧症的患者可能也不适合进行这项检查。由于呼吸运动，肺组织无法长期静止，大大限制了 MRI 在诊断肺癌及其分期中的应用，远没有胸部 CT 使用广泛。

4. PET-CT

PET-CT（正电子发射计算机断层显像）将 PET 与 CT 完美融为一体，由 PET 提供病灶详尽的功能与代谢等分子信息，而 CT 提供病灶的精确解剖定位，一次显像可获得全身各方位的断层图像，具有灵敏、准确、高特异及定位精确等特点，可一目了然地了解全身整体状况，达到早期发现病灶和诊断疾病的目的。PET-CT 的出现是医学影像学的又一次革命，受到了医学界的公认和广泛关注，堪称"现代医学高科技之冠"。统计发现，PET-CT 检查肺部病灶的敏感性约 80%，特异性达到 75%～95%，对肺癌转移病灶检查的准确性也高达 70%～80%。同时我们也要意识到 PET-CT 检查结果也具有一定的局限性，如高血糖患者、代谢率较高的炎症病变以及代谢率低的肺磨玻璃结节的诊断准确性差强人意。此外，其高昂的检查费用，也让部分患者望而却步，目前此项检查在国内尚未列入医保报销相关目录。

三、肺癌组织病理诊断——确诊肺癌的"金标准"

通过前一篇我们学习发现，放射影像学在诊断肺癌方面贡献巨大，但仔细推敲不难发现，虽然影像学具有较高的诊断准确性，但是距最终确诊病灶良恶性仍有一定距离。就好比你去了解一个人，短时间的接触可能有个大体印象，但仍然无法了解这个人的品质。如何打开病灶的本来面目，最直接、最可靠的证据就是发现癌细胞。如何发现癌细胞呢？一般来说有以下几种常用的方法。

1. 痰脱落细胞学检查

这个概念比较容易理解，就是在我们的咳出的痰液中寻找癌细胞。听起来很简单、无创、经济，但实际准确性偏低，需要多次收集痰液，何时收集痰液呢？清洁口腔后，晨起第一口从肺部深处咳出的痰液为佳，相对于其他时间段，晨起第一口痰发现癌细胞概率较高些，但仍然在30%以下，主要原因是痰液中出现癌细胞的概率本身就不高，一般来说肿瘤靠近气管且伴有咯血的患者，可能发现的概率会高些。由于其较低的阳性率，这种方法在临床上并没有得到广泛的应用。

2. CT 引导下肺部穿刺活检

在胸部 CT 的引导配合下,经皮肤穿刺肺部肿瘤,可以收集少许肿瘤组织,对诊断肺癌且行肺癌的病理分型具有较高的参考意义。但是由于受肺部呼吸运动的影响,该检查对肺部小病灶检查存在一定困难,就像射击移动靶一样,命中靶心的概率大大降低。胸廓的骨性结构,一定程度限制了穿刺位置的选择,特别是肿瘤位置较深且靠近大血管时,在穿刺过程中易并发严重大出血,有些患者甚至需要抢救,所以在选择患者时,我们多选择肿瘤位于肺部周围的病灶。

部分患者同时具有胸腔积液,穿刺胸腔积液行细胞学检查,也是常用检查手段。

3. 纤维支气管镜活检

纤维支气管镜检查在肺癌诊断方面占有非常重要地位,它就像我们医生的眼睛,可以钻进患者的气管内探个究竟。特别是距离肺门中央较近的肿块,我们需要明确肿瘤在气管内的情况,有没有压迫气管,导致管腔狭窄等。采用支气管镜检查的同时,可以收集气管内的脱落细胞,对侵犯气管内的肿瘤组织行精准定位,大大增加了我们诊断的准确性。普通纤维支气管镜使得我们可以看到气管内的情况,就像我们可以了解屋子里内部情况,却对外面的情况一无所知。为了克服这个缺点,科学家们将超声和支气管镜完美结合,研究出了超声纤维支气管镜,可以帮助我们了解气管周围的情况,比如肿物与肺部血管的关系以及纵隔淋巴结肿大情况等,甚至可以对气管外的肿瘤进行穿刺活检,拓展了我们的诊断空间。如此完美的检查手段是不是就没有缺点了呢,当然不是,任何检查都有局限性。对距离主气管较远的肿瘤,支气管镜可能会出现爱莫能助的情况,够不到、摸不着的尴尬也会出现。

4. 纵隔镜检查活检

当我们高度怀疑合并纵隔淋巴结转移,而超声纤维支气管镜检查难以获取病理学诊断时,可考虑选择纵隔镜检查。纵隔镜检查可获取超声纤维支气管镜无法涉及的血管前、气管旁及主动脉旁的淋巴结,但此检查创伤较大,需要在全麻下进行,不作为常规选择,且目前胸腔镜胸部手术治疗发展迅速,其有被胸腔镜手术取代的趋势。

5. 外科手术活检

肺部肿块经过上述检查方案,大多数都可以获得病理诊断,如仍不能满足我们临床治疗的需要,我们要祭出我们的王牌"外科手术活检"。当然他的创伤也是所有检查中最大的,从某种程度上说也是最痛苦的选择,但这样可以避免延误病情诊断,使患者获得更早的手术治疗机会。手术活检方案分为两种:一种是电视辅助胸腔镜手术检查,就是我们常规的微创手术;另一种是开放式胸腔探查手术。此两种方式,均可以获得纵隔内淋巴结和胸膜转移情况,配合术中快速病理检查,部分患者可在术中决定是否行肺癌根治性手术治疗。

通过前面的学习,我们发现任何的检查都有自己优点和局限性,应根据患者的具体情况选择不同的方案,扬长避短,择优选用。任何事情都是一样,没有一个放之四海而皆准的标准,合适的就是最好的。

四、肺癌病理学分类及分期——"按图索骥"定诊断

何为肺癌病理学分类,打个比方,就像地球上的人类一样,有黑种人、白种人、黄种人等,统称为人类。肺癌是肺部恶性肿瘤的统称,肺癌也分为各种各样的类型,将肺癌分型主要还是为了治疗的需要,因为不同类型的肺癌有着不同的治疗方式。

何为肺癌的分期,我们都知道肺癌是个坏东西,就好比犯罪一样,杀人是犯罪,抢劫是犯罪,偷东西也是犯罪,但是不同的犯罪所受到的惩罚是不一样的,肺癌的分期简单地说就是将肺癌的严重程度进行分级,为我们后续治疗提供参考依据,就与我们常说的癌症的早期、中期、晚期类似。

可见了解肺癌的病理学分类和分期对于我们更深入地了解肺癌具有重要意义。肺癌到底分为哪些类型呢?按照肿瘤所处的位置可分为三个方面:一是中央型肺癌,即癌发生在主支气管和叶支气管等大支气管,从支气管壁向周围支气管生长,有的癌组织沿支气管向周围肺支气管浸润、扩展,可形成结节或巨块;二是周围型肺癌,即癌发生于段以下支气管,常在胸膜附近的周边组织形成圆形或结节状癌结节;三是弥漫型,较少见,癌组织弥漫生长甚至布满整

个肺叶,内有多数粟粒大小的灰白结节。

按组织细胞类型,肺癌大致分为非小细胞肺癌和小细胞肺癌两种,其中非小细胞肺癌又可分为腺癌、鳞癌、大细胞癌、腺鳞癌;小细胞肺癌、大细胞神经内分泌癌、类癌和不典型类癌称为肺神经内分泌癌;还有一些特殊分类的肺癌,比如多形性癌、梭形细胞癌、巨细胞癌、癌肉瘤、肺母细胞癌等。

这么多种类型的癌,让我们眼花缭乱,别说是普通"吃瓜群众",就是非专科的医务人员恐怕都搞不清楚,因为有许多类型的肺癌实在太少见了,即使很多大的肺癌专科中心一年也碰不了多少,所以我们还是要抓住重点,将我们最常见的几个肺癌类型掌握就够了,咱毕竟不是专业人员。

1. 肺癌组织学常见类型

(1)腺癌。发病率急剧上升,目前已经超过鳞癌,成为最常见的肺癌类型,尤其在非吸烟的患者和女性患者中,尤为常见。腺癌多位于外侧带,常和肺纤维化及胸膜下瘢痕有关,病灶切开多呈现灰白色,中央型肺腺癌大多在支气管腔内生长,并浸润支气管软骨。根据 WHO 最新分类,腺癌主要分为原位腺癌、微小浸润性腺癌、浸润性腺癌,其中原位腺癌的外科手术治疗效果极佳,5 年存活率几乎可达 100%。

(2)鳞癌。多属于中央型肺癌,起源于段及段以上支气管,由支气管黏膜上皮鳞化演变而来,多见于吸烟患者,常为老年男性,肿瘤生长缓慢,转移较晚,切片常伴有出血、坏死,可见中央空洞形成。

(3)小细胞癌。是肺癌中恶性程度最高的一种,生长迅速,转移早,属于肺癌中"恶贯满盈"的那种,发现时多数已经出现转移,5年存活率仅 1%～2%,与吸烟关系密切,早期以手术治疗为主,术后辅助化疗,到中期及中晚期以化疗为主,多数丧失手术机会。

(4)大细胞癌。是一种未分化的非小细胞癌,不具有鳞癌、腺癌和神经内分泌癌的细胞分化结构特点,所谓未分化就是指难以观察到组织细胞类型,细胞还是处于一种比较原始的状态,所以大细胞肺癌和小细胞肺癌一样也具有恶性程度高,生长快,转移早的特性。

(5)腺鳞癌。又称混合癌,同时具有腺癌和鳞癌两种成分,不管以何种组织类型为主。

(6)肉瘤样癌。也是一组分化程度较差,含有肉瘤或肉瘤样分化的非小细胞肺癌,肿瘤细胞呈现多样性,可同时含有梭形细胞、巨细胞、多形细胞及鳞癌、腺癌等多种成分混合在一起。

2. 肺癌的病理学分期

在了解了肺癌的病理学分类的基础上,我们下一步就要学习肺癌的病理学分期,即我们平时说的癌症早期、中期、晚期,现在我们就科学地分析如何对它们进行分类。目前国际上通用的仍是 TNM 分期(T:肿瘤的大小;N:淋巴结转移情况;M:有无远处转移)。在此提醒广大读者,TNM 分期是非常专业分期,不需要强行记忆,大家只需按照此内容,对号入座即可得出正确的结果。

(1)T 分期。

Tx:未发现原发肿瘤,或者通过痰脱落细胞学或支气管灌洗检查发现癌细胞,但影像学及支气管镜无法发现。

T0：无原发肿瘤的证据。

Tis：原位癌。

T1：肿瘤最大径≤3cm，周围包绕肺组织及脏层胸膜，支气管镜见肿瘤侵及叶支气管，未侵及主支气管。

T1a：肿瘤最大径≤1cm；

T1b：肿瘤最大径＞1cm，≤2cm；

T1c：肿瘤最大径＞2cm，≤3cm。

T2：肿瘤最大径＞3cm，≤5cm。侵及主支气管（不常见的表浅扩散型肿瘤，不论体积大小，侵及限于支气管壁时，虽可能侵及主支气管，仍为T1），但未侵及隆突；侵及脏胸膜；有阻塞性肺炎或者部分肺不张。符合以上任何一个条件即归为T2。

T2a：肿瘤最大径＞3cm，≤4cm；

T2b：肿瘤最大径＞4cm，≤5cm。

T3：肿瘤最大径＞5cm，≤7cm。直接侵及以下任何一个器官，包括胸壁（包含肺上沟瘤）、膈神经、心包；全肺不张引起的阻塞性肺炎；同一肺叶出现孤立性癌结节。符合以上任何一个条件即归为T3。

T4：肿瘤最大径＞7cm；无论大小，侵及以下任何一个器官，包括纵隔、心脏、大血管、隆突、喉返神经、主气管、食管、椎体、膈肌；同侧不同肺叶内孤立癌结节。

（2）N分期。

Nx：区域淋巴结无法评估。

N0：无区域淋巴结转移。

N1：同侧支气管周围及（或）同侧肺门淋巴结以及肺内淋巴结

有转移,包括直接侵犯引起的淋巴结转移。

N2:同侧纵隔内及(或)隆突下淋巴结转移。

N3:对侧纵隔、对侧肺门、同侧或对侧前斜角肌及锁骨上淋巴结转移。

(3)M分期。

Mx:远处转移不能被判定。

M0:没有远处转移。

M1:远处转移。

M1a:局限于胸腔内,包括胸膜播散(恶性胸腔积液、心包积液或胸膜结节)以及对侧肺叶出现癌结节。

M1b:远处器官单发转移灶为(M1b)。

M1c:多个或单个器官多发转移。

国际抗癌联盟(UICC)第八版肺癌TNM分期见表2-1。

表2-1 国际抗癌联盟(UICC)第八版肺癌TNM分期

	N0	N1	N2	N3
T1a	Ⅰa1	Ⅱb	Ⅲa	Ⅲb
T1b	Ⅰa2	Ⅱb	Ⅲa	Ⅲb
T1c	Ⅰa3	Ⅱb	Ⅲa	Ⅲb
T2a	Ⅰb	Ⅱb	Ⅲa	Ⅲb
T2b	Ⅱa	Ⅱb	Ⅲa	Ⅲb
T3	Ⅱb	Ⅲa	Ⅲb	Ⅲc
T4	Ⅲa	Ⅲa	Ⅲb	Ⅲc
M1a	Ⅳa	Ⅳa	Ⅳa	Ⅳa

3. 肺癌的靶向治疗

通过上面的学习,结合表 2-1,我们就可以顺利对肺癌进行病理学分期。研究病理学分期、病灶位置和组织细胞类型,这些到底有什么作用呢? 一句话,按病灶位置对肺癌进行分类,对我们的局部治疗,如外科手术、外科操作和放疗具有指导意义;按组织细胞类型分类,则对指导我们化疗方案的选择具有积极作用;而研究病理分期对判断肺癌患者的预后具有指导意义。既然组织病理诊断能决定治疗方案,那么问题又来了,平时我们说的靶向治疗,又是参照什么标准呢? 这里我们就不得不提到一个新的概念,那就是肺癌的分子基因分型,也就是分子病理,我们将在肺癌的靶向治疗里进行详细讲解,这里先给大家简单介绍一下。

在临床上我们经常会发现一个"奇怪"的现象,两名病理学分期为早期的肺癌患者的年龄、性别、身体状态,包括癌组织的病理学类型均无明显差别,可最后的生存时间可能是天壤之别,为何会出现这种现象? 这其实在很大程度上和肺癌的分子基因分型有关。可见肺癌的分子基因分型和传统的病理分型和分期一样,均对肺癌的治疗和预后分析有较大的参考意义,分子基因分型可以对传统的病理诊断做一个有效的补充。

常见的肺癌分子分型有 EGFR、K-ras、ALK、ROS1 和 c-MET等几种,这几个基因分型对非小细胞肺癌的用药及疗效评价和预后判断具有重要价值。

(1) EGFR 基因突变。部分非小细胞肺癌存在 EGFR 突变,尤其是不吸烟的亚洲女性、腺癌患者中更为多见,其突变率在 50% 左右。突变主要集中在 EGFR 第 18 号外显子至 21 号外显子上，其中 19 号外显子 746-750 密码子的缺失突变(48%)和 21 号外显子 858 密码子的点突变(43%)为主要突变类型。

（2）K-ras 基因突变。K-ras 是 EGFR 信号通路上的关键基因，K-ras 基因突变主要集中在第 12、13 号密码子。K-ras 基因突变的患者在接受 EGFR 单抗药物治疗的有效率较低。

（3）ALK 融合基因。间变型淋巴瘤受体酪氨酸激酶（ALK）位于 2p23，由 1620 个氨基酸组成，ALK 突变是非小细胞肺癌发生发展的关键分子靶点。

（4）ROS1 基因重排和 c-MET 扩增。ROS1 受体酪氨酸激酶基因重排是非小细胞肺癌的另外一个分子亚型，而 c-MET 的扩增同样会引起类似的效果。ROS1 基因重排和 c-MET 扩增的肿瘤也可以用克唑替尼进行治疗。

总之，肺癌的病理学分类提示癌细胞的恶性程度，病理学分期更加精确地将肺癌分为早期、中期、晚期。对这些知识的了解，将有助于帮助我们对肺癌治疗的进一步理解。

第三篇　肺癌外科治疗篇

一、肺癌外科手术治疗

　　手术治疗在肺癌治疗中具有举足轻重的地位,从某种意义上说,它是肺癌治愈的唯一希望。相信每一位确诊肺癌的患者都希望自己有获得手术的机会,不过肺癌手术治疗仍属于局部治疗,对于早期肺癌,局部切除就可以达到临床根治的目的,而对于中晚期患者就必须考虑整体综合治疗,手术是综合治疗的第一步,切除肉眼可见的癌组织,对于一些微小的亚临床转移需要配合后续的化疗、放疗、靶向治疗或者免疫治疗来实现。对于多发转移的晚期肺癌,外科手术很难做到病灶完全切除,往往无法从外科手术中获得好处。

　　外科手术方式经历了几个发展阶段,从早期的传统开胸手术,到腋下小切口手术,再到电视辅助胸腔镜手术,发展到近几年逐渐开展的达芬奇机器人手术,手术方式发生了天翻地覆的变化。接受微创手术的患者,伤口小,恢复较快,术后疼痛减轻,相对开胸手术,患者能获得更好的术后体验,但无论哪种手术方案,还是离不开那句金科玉律:最大限度地切除病灶,尽可能地保护肺功能。这两点永远是胸外科医生不懈的追求。何种手术方案适合患者,要结合具体情况分析,比如肺癌肿瘤巨大,淋巴结融合成团块状,则建议选择开胸手术,对于早期肺癌,微创手术建议首选,就好比你坐车去目的地一样,什么交通工具能最快最安全到达目的地才是首选,下面将对常见的手术方式进行相关介绍。

1. 传统开胸手术

何为传统?简单地说就是历史最悠久、最经典的手术方式,逐层切开皮肤和皮下组织、肌肉层,通过撑开肋间隙进入胸腔,有时为了显露充分,需要将部分肋骨切除。在微创手术出现之前,开胸手术一直是作为唯一的手术方式存在,它有着充分的视野显露,直视下手术操作对于复杂淋巴结清扫,病灶累及肺门需要行肺动静脉、气管重建置换等复杂手术,操作更为方便,尤其对术中突发大出血可以快速高效的处理,这些优点是微创胸腔镜和机器人辅助手术所不具备的,但手术巨大的创伤导致术后疼痛,伤口不美观,术后创面渗血、渗液增加,伤口感染风险增加,这些可能导致术后恢复较慢。此外,手术创伤对患者也可能产生巨大的精神压力,毕竟"微创"这两个字听起来让人觉得很舒服。

2. 微创手术——电视辅助胸腔镜手术

如何能通过外科手术完整切除病灶根治肺癌,又最大程度减轻手术给患者带来的痛苦,如何通过一个"小洞"来完成肺癌手术,一直是外科医生追求的梦想,直到电视胸腔镜的发明才使得这个梦想成为现实。

电视辅助胸腔镜手术(VATS)兴起于20世纪90年代初,目前已经成为Ⅰ期和Ⅱ期肺癌的首选手术方式,从最初常见的三孔、二孔,到单孔,创伤越来越小,因而微创手术又被形象地称为"洞穴"手术。随着微创手术技术的发展,部分医院可以在胸腔下进行支气管袖式切除、血管袖式切除以及全肺切除术等复杂高难度手术。可见随着胸腔镜器械的改进和外科医生手术技术的进步,胸腔镜肺癌根治术的适应证在逐渐扩大。在进行复杂肺癌手术时,我们目前还是谨慎推荐,一味追求小切口,导致手术时间明显延长,出血增加,术中单肺通气时间延长等,反而不利于术后患者恢复。

3. 达芬奇机器人手术

达芬奇机器人手术是一种主从式控制的腔镜微创手术,专为外科医生执行腹腔镜、胸腔镜等微创手术而设计。我国于2008年7月批准了第一个达芬奇手术机器人用于外科手术。

很多人对机器人手术存在一定的误解,往往从字面意思理解,认为是机器人给患者手术。真实情况是外科医生坐在控制台前,通过使用手动控制器(主控制器)和一组脚踏板来控制手术器械和内窥镜的所有运动,外科医生在三维观察器上通过内窥镜观察患者手术部位(图3-1)。一个医生控制台可以同时控制2～3个手术机械臂,还可以通过脚踏开关控制切换来实现控制镜头臂以及第三个手术机械臂。内窥镜可连接到任一机械臂上,用于提供患者解剖结构的3D视图,手术操作则由医生通过控制台进行控制。可见机器人手术还是外科医生在施行手术,只不过是通过特定系统操控机械臂来完成整个手术。

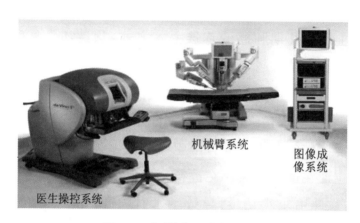

图 3-1　机器人手术操作台

随着 5G 技术的全面铺开,国产机器人手术平台的普及,外科手术可能发生革命性变革。比如通过网络远程控制手术机器人,完全可以实现远程手术操作,造福偏远地区的患者,免受路途的颠簸之苦,就近就可以享受到大城市医院外科医生手术治疗。

达芬奇机器人手术(图 3-2)除了具有胸腔镜手术微创的优点外,在手术过程中还具有自己独特的优势。

(1)三维、高分辨率的立体腔镜。

(2)放大 10～15 倍的高清晰立体图像。

(3)精准的手术定位。

(4)术中实时信息的整合显示。

(5)直观实时的动作控制。

(6)可滤除人手颤抖。

（7）动作幅度按比例缩小。

（8）充分利用开放手术经验。

（9）易于掌握，学习曲线短。

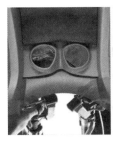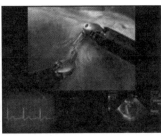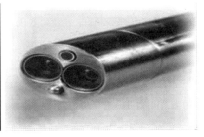

图 3-2　达芬奇机器人手术

当然，达芬奇机器人手术也有自己的不足之处，比如缺乏手指的触感，此外使用价格昂贵且未纳入医保目录也限制了它的使用。相信随着社会发展，机器人手术也会迎来自己的春天，造福人类。

二、肺小结节病外科治疗——将肺癌扼杀在摇篮

由于肺癌筛查在我国没有普遍展开，导致肺癌早期诊断率很低，总体 5 年生存率仅为 15.6%。早期肺癌往往表现为肺部结节，目前不同医院对肺小结节的诊疗水平差距很大，错误地对肺结节诊断，致使治疗延迟，可能错过最佳治疗机会。肺部小结节会癌变吗？如何对肺部小结节进行随访？什么样的肺部结节需要外科治疗？

何为肺部小结节？肺部小结节是指肺内直径小于或等于 3cm 的类圆形状或者不规则形病灶，影像学表现为密度增高阴影，直径大于 3cm 的称为肿块。肺部结节根据密度可分为实性结节、部分实性结节、磨玻璃结节，其中部分实性结节恶性可能性最大，磨玻璃结节次之，实性小结节恶性可能性最小。

肺部结节癌变率约为 20%，吸烟男性发现肺部出现结节后，如果继续吸烟的话，结节发生恶性病变超过不吸烟者 20 倍，可见戒烟仍是预防肺癌的最有利因素。肺部结节是一类疾病的总称，包括以下 4 种。①良性肿瘤疾病：错构瘤、腺瘤、脂肪瘤、感染性肉芽肿、结核、组织胞浆菌感染、球孢子菌病等；②良性非肿瘤性疾病：闭塞性细支气管炎伴机化性肺炎、肺脓肿、硅肺、肺部纤维变性/瘢痕、血肿、炎性假瘤等；③恶性肿瘤：支气管性肺癌、肺类癌、肺淋巴瘤、肺肉瘤等；④转移性肺肿瘤：结肠癌、乳腺癌、肾癌、肝癌等。

如何对肺小结节进行筛查随诊呢？根据肺癌筛查指南公布的结果，对于高危人群建议每年行胸部低剂量螺旋 CT（LDCT）检查，根据 CT 检查结果不同，采取不同的处理措施。

（1）没有肺部结节。每年 LDCT 检查，至少持续 3 年（最佳持续年限尚不清楚）。

（2）发现肺部实性或部分实性结节（无良性钙化、脂肪或炎性表现的结节）。①直径≤4mm，每年 LDCT 检查，至少持续 3 年（最佳持续年限尚不清楚）。②直径＞4mm 且≤6mm，6 个月后复查 LDCT，如无增长，12 个月后复查 LDCT，仍无增长，每年复查 LDCT，至少 2 年（最佳持续年限尚不清楚）。③直径＞6mm 且＜8mm，3 个月后复查 LDCT，如无增长，6 个月后复查 LDCT，无变化则 12 个月后复查 LDCT,仍无变化,每年复查 LDCT,至少 2 年(最佳持续年限尚不清楚)。④直径≥8mm,可考虑 PET-CT 检查,如怀疑肺癌,手术或活检;不考虑肺癌,动态观察同上。以上情况在动态观察中,如发现结节增长,建议手术切除。⑤发现支气管内结节,1 个月后复查 LDCT,如无消退,做纤维支气管镜检查明确。

(3)发现肺部磨玻璃影(GGO)或其他非实性结节(无明确良性指征)。①直径≤5mm,12 个月后复查 CT,如稳定,每年 LDCT 检查,至少持续 2 年(最佳持续年限尚不清楚);②直径>5mm 且≤10mm,6 个月后复查 CT,如稳定,每年 LDCT 检查,至少持续 2 年(最佳持续年限尚不清楚);③直径>10mm,3～6 个月后复查 LDCT,如稳定,可以 6～12 个月后复查 LDCT,或者活检或手术切除。

以上动态观察中如果发现结节增大或者实性变,除直径<5mm者可以考虑 3～6 个月动态复查 LDCT 外,其他均应手术切除。

对于肿瘤性肺结节,外科手术治疗目前仍是首选(图 3-3)。对于肺结节切除,微创胸腔镜手术已经广泛开展,并非常成熟,已经成为肺结节切除的首选手术方式。目前我们已经广泛开展了单孔、单操作孔、机器人辅助下胸腔镜手术、经剑突双侧肺部结节切除术等。如此微小的病灶如何才能快速找到,定位肺部小结节是手术成功的关键。

在术前定位操作中,我们拥有多种手段帮助我们在术中快速找到病灶,比如定位钩、病灶内植入金属弹簧圈、病灶内注射染色剂亚甲蓝、术前 CT 定位(图 3-4)、电磁导航等多种技术,再配合术中外科医生的触诊,会大大提高定位的精准性。

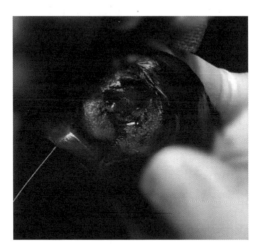

图 3-3 切开的肺结节病灶

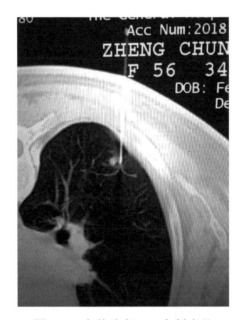

图 3-4 术前胸部 CT 穿刺定位

对于肺部结节的手术方式,临床上面临诸多挑战。传统的肺癌手术方式主要是肺叶切除＋同侧纵隔淋巴结清扫术。尽可能地切除病灶,最大可能地保护肺组织,一直是我们的追求。特别是对于肺功能相对较差的患者,如何使他们获得手术机会,达到临床上的根治,这个问题一直都在探讨中。

目前对于肺段切除治疗小结节肺癌的争议仍在继续,到底哪种手术方式更适合,并没定论。有报道认为亚肺叶切除对于早期Ⅰa期肺癌效果等同于肺叶切除术,且无须行淋巴结活检处理,因为这种手术方式的选择目前仍缺少大样本、多中心的数据分析,具体结果仍需要进一步验证。我们认为,对于肺功能储备较好、年龄小于55岁、术前评估能够耐受肺叶切除的患者,尽量选择肺叶切除,免得在未来的某个时候肿瘤复发,自己悔不当初。当然,对任何手术方式的选择,都需要和患者及家属进行相关的沟通。验证某个手术方式是否科学,需要大量病例积累,严谨的数据收集和精确的统计学分析才能得出相对让人信服的结论。

同期多发的肺部结节如何处理也是一个非常棘手的问题,部分情况病灶位于同一侧肺,也有双侧肺部结节的可能。临床中,我们认为肺部多发癌结节属于同期原发肺癌,而不是转移性肺癌,仍建议积极手术治疗,根据患者具体情况决定手术方案,对于双侧肺癌可考虑分期手术,减轻手术的创伤。术后分期建议对每个病灶进行单独病理学分期,按照最高分期决定后续的治疗方案。

小结节肺癌手术后远期效果较好,多数属于早期肺癌,仅需要定期观察即可,无须放化疗或者靶向治疗等后续处理。对于肺癌小结节的治疗,仍需要进一步探讨研究,去确定具体生物学机制,明确个体化精准的治疗方案(图 3-5)。

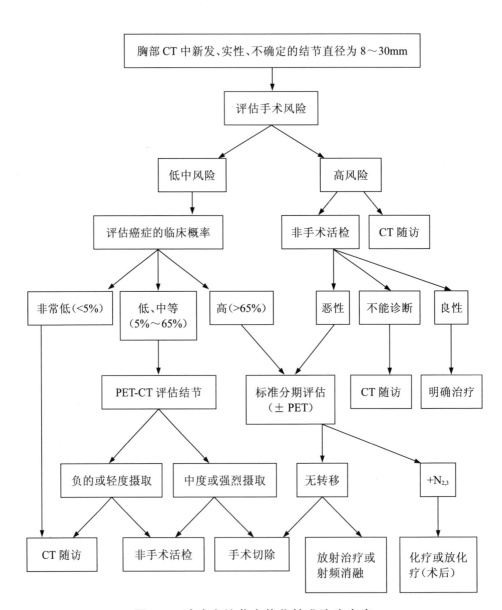

图 3-5　肺癌小结节个体化精准治疗方案

三、肺癌手术相关风险

手术，俗称开刀，对多数患者而言，听到"开刀"二字，紧张的情绪在所难免，心理素质较差的患者甚至出现面色苍白、心跳加速，甚至晕厥的表现。但话又说回来，如果你是肺癌患者，主治医师告诉你失去外科手术的机会，估计除了紧张外，肯定会陷入更悲伤的境地。

为什么我们对手术有如此复杂而又痛苦的感情，做手术与不做手术都是煎熬？主要原因还是大家对手术的风险和并发症缺乏科学的认识，往往以偏概全。听说"某个患者手术大出血死在手术台上""某某患者手术后就活了 2 天，要是不手术还能多活一段时间"等此类语言，并且对这些语言记忆深入骨髓。我们不否认出现过这种情况，手术确有风险，但是对绝大多数的患者而言，术前科学评估过关，风险完全可控，患者从手术中获得的好处远远大于手术带来的相关风险。正如我们上面说的，不能手术才是对患者心理的致命一击，往往不能手术患者多数病情较晚，或者身体状况太差，难以承受手术带来的打击，而不能手术则意味着较差的预后，失去了治愈的机会。

如何能尽量消除患者对手术的恐惧？专家认为最主要还是要了解手术的相关风险，做到知己知彼，才能胸有成竹迎接希望，从某种程度上来说，手术是治愈肺癌唯一手段一点都不夸张。

肺癌手术到底有哪些风险呢？

1. 麻醉意外

麻醉是外科的基础,没有安全的麻醉就没有安全的手术,极短的时间内用药物让一个清醒的人失去意识,对人体本身就是个巨大考验。意外处处都在,因为我们都不知道明天和意外哪个先来,麻醉也是如此。比如麻醉药物引起的过敏性休克,插管过程中牙齿的脱落,麻醉后插管困难,甚至心脏骤停等。

2. 大出血

手术出血是必然,几乎没有不出血的手术,少量的出血对人体影响不大。科学研究证实,一个健康的成年人一次献血 200～400ml 对身体无明显影响。大出血,主要是指出血量影响生命体征稳定,出现休克症状。大出血多见于比较复杂的手术,比如肺癌累及肺门大血管、与心脏关系密切,分离过程中可能会出现心脏血管破裂。再有经验的外科医生也很难做到不出现大出血的情况。"常在河边走,哪有不湿鞋",熟练的老司机也可能有翻车的时候,只不过概率非常低。但在临床上,因大出血而下不了手术台的情况是极少的。

3. 心律失常

心律失常,就是指心脏收缩节律出现异常,导致心脏射血出现异常,尤其是术前合并多种心血管基础疾病(如高血压病、冠心病、瓣膜病等),出现心律失常概率更高,尤其是恶性心律失常,严重可导致心脏骤停,甚至危及生命。这种情况发生具有突发性,而且后果严重,即使术前对心脏进行全面评估,仍难以完全避免此类情况的出现,这就是科学的局限性。

4. 心脑血管意外

心脑血管意外,听起来就很让人紧张,心、脑都是我们身体中极为重要的器官,心脑血管意外一旦发生,往往会造成难以估计的严重后果。比如我们经常听说的心肌梗死、脑出血、脑血栓等,会严重危及患者生命。

5. 呼吸窘迫综合征

简单说就是就是呼吸功能衰竭,氧气和二氧化碳的交换难以满足身体需要,导致严重缺氧或者二氧化碳潴留。这类患者往往都合并肺部基础疾病,比如慢性阻塞性肺疾病、肺部感染、哮喘病史、肺部严重纤维化等。

6. 肿瘤难以切除或姑息切除

肺癌难以切除,多数出现在肿瘤分期较晚的患者,随着检查手段的进步,术前评估越来越完善精准,出现术中肿瘤难以切除的概率越来越低,但实际手术中,仍有这种情况出现,比如我们曾遇到过"米粒"大小的癌结节布满整个胸腔,这种情况术前检查发现的可能性较低。肿瘤难以切除,怎么办?在这种情况下,姑息切除有时可作为一种无奈的选择,一是它可以通过减少肿瘤体积,减轻对人体的影响;二是通过肿瘤的切除后检查,可以分析肿瘤的病理学特征,为化疗、靶向治疗、免疫治疗等提供依据,提高治疗的针对性。

7. 迟发性出血

部分迟发性出血需要二次手术止血,俗称"二进宫"手术止血。手术都做完了,怎么又会出血呢?很多患者对出现类似情况难以理解,甚至大骂医生,手术失败,表达很多不满情绪。这种情况在外科手术后会有一定的出现概率,不是一句止血不彻底所能说清楚的,外科医生在手术结束时一定会反复检查手术创面无出血才会缝合关闭胸腔,但是有时会出现因血压变化、电凝止血焦痂、血管结扎线结脱落等原因导致再次出血。因此手术顺利不代表就不会出血,术后我们都要实时监测胸腔引流情况,24 小时如果没有明显出血,一般很少会再次发生出血情况。

8. 神经损伤

比较常见的是喉返神经损伤,其损伤后会引起声音嘶哑,多为清扫淋巴结所致。声音嘶哑不会有生命危险,但会对患者后期的生活引起诸多不便,其实要想避免不出现神经损伤非常简单,不清扫或者少清扫淋巴结就可以大大降低风险,如果患者不愿意冒这种风险,将声音嘶哑简单粗暴的归于手术失败,甚至对簿公堂,感觉有点过度指责。医生是人,不是神。神经的细小,与淋巴结的紧密粘连,对外科医生都是一个极大的考验。医患之间只有相互理解,才能共同推进医学进步,让更多的患者获益。

9. 感染

理论上来说只要有创伤,就存在感染的风险。在地球上生活的我们时时刻刻被细菌、真菌和病毒笼罩,其实大多数病菌对我们人类并无伤害,甚至说是有益,是我们的朋友。最常见的如我们喝的酸奶中益生菌、吃的真菌蘑菇等。

在抗生素出现之前,感染曾夺取无数生命。抗生素曾让这个人类最大敌人的嚣张程度有所收敛,但两者的斗争丝毫没有减弱,细菌的变异和耐药使得胜负扑朔迷离。外科术后患者的免疫功能抑制,加上肺部本身就是开放性器官,因此肺部面临感染的风险大大增加,尤其肺部感染更为常见。术后咳嗽咳痰,及时地将位于气管内的痰液、分泌物咳出,对减少肺部感染非常重要。

10. 肺不张、持续漏气

肺不张多数由于气管被阻塞导致,而肺部持续漏气多数是因为支气管残端瘘或者支气管胸膜瘘所致。预防肺不张主要就是术后加强咳嗽咳痰,将肺部分泌物排出,促进残肺膨胀。气管被阻塞,肺部就像气球一样无法膨胀开。长久的肺不张,不但影响患者肺部通气,而且增加肺部感染风险,严重可导致呼吸功能衰竭,威胁生命。"一口痰憋死人"绝对不是吓唬人的。

持续肺部漏气,也是肺不张的原因之一。

支气管残端瘘,是指气管和胸腔形成异常通道,可能出现吸入气体大量漏出,或者胸腔内积液倒灌入肺内,引起咳嗽、感染、脓胸、呼吸衰竭甚至死亡,这个并发症临床罕见,但是具有较高的临床致死率,部分患者需要急诊手术处理。

支气管胸膜瘘指的是各级支气管与胸膜形成的异常通道,多数支气管胸膜瘘是由肺破损引起,多数可以自己愈合。肺部手术后或多或少都会出现肺部破损,小的破损1周内基本可愈合,大的破损漏气时间较久,少部分可能需要外科手术干预。

　　为了避免上述情况的发生,外科医生在手术结束时必不可少的步骤就是"水试验"。何为水试验,就像我们寻找车胎漏气点一样,将充气的车胎浸入水中,看是否有气泡冒出。严重的漏气,我们通过缝合将漏气点缩小,增加愈合速度。肺部本身具有自愈能力,就像我们皮肤表面伤口一样,小的伤口可以自愈,较深较长的裂口可能需要缝合处理。

11. 肺动脉栓塞

　　肺动脉栓塞是由于内源性或外源性的栓子堵塞肺动脉主干或者分支,引起肺循环障碍的病理生理过程。包括肺血栓栓塞、脂肪栓塞、羊水栓塞、空气栓塞、肿瘤栓塞等,其中肺血栓栓塞最为常见,多数栓子来源于静脉系统(下肢多见)或者右心系统,以肺循环和呼吸功能障碍为主要表现,多数起病较急,严重可猝死。肺栓塞可引起肺部梗死导致咯血;肺循环障碍可引起呼吸困难、胸闷;肺栓塞可引起肺动脉压力增高,引起右心功能障碍、心律失常、呼吸心搏骤停表现。小的栓子一般不会导致严重的并发症,但严重的肺栓塞可导致患者猝死,要引起足够的重视。

12. 乳糜胸

　　何为乳糜胸?乳糜胸是由于各种原因导致流经胸导管回流的淋巴乳糜液外漏并积存于胸膜腔内。乳糜液主要来源于肠道,肠道淋巴液中所含的脂肪使得乳糜有其典型的形状,即乳白色牛奶样,所以称乳糜胸。肠道淋巴结负责乳糜液的回收,经过胸导管回流到静脉内,犹如血液循环一样,淋巴循环也是一个巨大的密闭系统。

肺癌导致乳糜胸形成主要原因是淋巴结清扫导致,一些细小的淋巴管与乳糜回流有交通支,损伤的话可导致乳糜液漏出,形成乳糜胸。如何避免乳糜胸形成?操作仔细,小心翼翼,在清扫淋巴结时紧贴淋巴结表面,有报道认为超声刀使用可减少乳糜胸的发生。绝对避免产生乳糜胸恐怕难以实现,就好比开车永远不出交通事故一样,唯有小心再小心,才能减少该并发症的发生。少量的乳糜胸可以通过禁食或者无脂饮食自愈,如果出现大量的乳糜胸,可能需要外科手术治疗,顽固性乳糜胸有时候治疗起来非常棘手,长久不愈,可引起患者出现代谢紊乱,全身衰竭表现。

以上是肺癌手术常见的并发症,可见进行一台肺癌手术,确实危险重重,严重可危及患者生命,但是对大多数患者来说,并发症出现的可能性较低,大多数患者从手术中获得益处,甚至是完全治愈。医患双方的根本目的一致,我们共同的敌人是疾病,打一个不太恰当的比喻,好比在一辆公共大巴车上,医生就好比司机,患者就好比乘客,我们都希望顺利地到达终点,在旅途过程中谁都不想出任何意外,但风险就是风险,面对客观的未知领域,唯有科学应对,迎难而上,才能给自己一个机会,让生命之花再次绚烂开放。

第四篇　肺癌内科治疗篇

一、肺癌的化疗——在承受中生存

何为化疗？化疗在肺癌的治疗中有什么作用？同样是肺癌，为什么有些患者不需要化疗？化疗能彻底治愈肺癌吗？化疗这个词对大多数人并不陌生，很多人提到化疗都觉得化疗非常恐怖，产生抵触情绪。甚至有传言说"化疗无用，越化疗癌细胞长得越快，副作用大，好多癌症的患者都是因化疗致死"。的确，化疗几乎都有副作用，甚至严重的化疗反应可能会导致患者死亡，这些都是存在的，也是客观事实，但个别案例不能作为普遍来对待，甚至完全放弃化疗而去选择一些江湖偏方，相信所谓的包治百病，最终落得个劳民伤财、人财两空的悲剧。

化疗是利用化学药物杀死肿瘤细胞、抑制肿瘤细胞生长繁殖并促进肿瘤细胞的分化，从而延长患者的生存时间。这种治疗方法在杀伤肿瘤细胞的同时，也会将部分正常细胞和免疫细胞一同杀灭，所以说对身体伤害是比较大的。一般中晚期肺癌患者，或者无法进行手术治疗时,医生会建议进行化疗,但化疗药物对正常细胞和癌细胞的影响程度是不一样的。化疗药物,从其根本上说对增殖生长速度快的细胞,具有更明显的作用,而在这点上正好迎合癌细胞生物学的特性。可以这么说,凡是我们人体生长繁殖快的细胞,化疗药物均具有较大的影响,比如化疗的患者可能会脱发,那是因为我们的毛囊细胞具有快速增长的特性;化疗时出现血细胞生成障碍、免疫功能下降,那是因为我们的骨髓细胞具有快速增殖的特性;治疗时出现恶心、呕吐、食欲差,那是因为我们消化道上皮细胞具有快速更新的功能,如此等等。

可见在这场战斗中,化疗具有杀敌一千自损八百的功能。既然这样,为何医生还对化疗情有独钟呢?其实选择化疗完全是出于无奈。就像两军交战,正处在胶着状态,这个时候进行轰炸,肯定是敌我双方均有伤亡。医生往往也在治疗癌症和维持患者生命之间摇摆,妥协甚至投降,放弃化疗。之所以在如此多的副作用情况下依然选择化疗,是在大量的数据分析基础上得出的科学论证,化疗对大部分患者的确能起到延长生命的效果。

化疗也有适应证,什么样的肺癌患者行化疗能够延长生命,是不是所有肺癌患者都要行化疗?这就牵涉到化疗的分类、指征和禁忌证内容。

1. 根据手术时间分类

(1)术前化疗。用于缩小肿瘤体积,降低肺癌临床分期,增加切除概率,又叫新辅助化疗。

(2)术后化疗。用于杀死手术切除后可能还残留在体内的癌细胞,又叫辅助化疗。

2. 化疗的适应证

（1）无法接受手术的中晚期肺癌患者。

（2）身体较弱合并多种疾病、无法耐受手术者。

（3）中晚期肺癌拟行手术治疗前的新辅助化疗,降低肿瘤分期,增加手术切除率。

（4）中晚期肺癌手术后的辅助化疗。

（5）早期肺癌合并高危因素。

（6）肺癌术后肿瘤复发转移。

（7）晚期肺癌出现转移或疾病进展者。

（8）小细胞肺癌。

3. 化疗的禁忌证

（1）KPS 评分（Karnofsky 功能状态评分标准）小于 60 分,或者 ECOG 评分大于 2 分的肺癌患者不适合化疗。

（2）白细胞低于 $3 \times 10^9 / L$,血小板低于 $60 \times 10^9 / L$,红细胞少于 $2 \times 10^{12} / L$ 不适合化疗。

（3）伴有重要脏器（心脏、肝脏、肾脏）功能不全,或有严重并发症和感染、出血倾向的患者。

（4）在化疗中出现严重并发症,或者在治疗 2 个周期过程中病情再度恶化进展,可能需要减药或者停药处理。

明白了化疗的时机、适应证和禁忌证,对于不同类型肺癌化疗的药物选择也具有相当的讲究。就好比农民伯伯用农药杀害虫一样,不同的害虫选择不同的农药,肺癌化疗也是如此。农药能够杀死害虫,但农药也会影响庄稼的生长,化疗药物能够杀死癌细胞,同样对我们人体的正常细胞生长代谢也具有一定的副反应,甚至出现较为严重的毒副作用。

化疗作为一种全身的治疗手段,既可以作为肺癌手术切除后的补充治疗,也可作为晚期肿瘤的一线治疗,化疗的副作用,一定程度上限制了它的使用,但是我们不能否认化疗对延长肺癌患者生存时间的积极作用。道听途说和个人经验,不是对待化疗的科学态度,这其实就是风险和收益的选择问题,这个问题并不仅局限于肺癌的化疗领域,生活中也会出现类似问题,比如开车、坐飞机,在享受快捷交通的同时也存在一定风险。对于具有化疗指征且化疗前评估合格的肺癌患者,我们还是积极鼓励患者去尝试这个并不完美的治疗。

总之,化疗药物不是简单的"毒药",化疗更不是让患者快快死亡的催命符。大数据统计分析表明,行科学化疗的患者在总体生存时间和生活质量方面均高于未行化疗的患者。

希望每个肺癌患者及家属能对化疗多一些宽容,将自己的身体状态、家里的经济情况和期望目标综合起来考虑。再次强调不要被江湖偏方所骗而去相信所谓的抗癌秘方,既浪费了金钱又可能早早丢了性命。

二、肺癌的放疗——癌症患者的生命之光

目前临床上肺癌的治疗方式常见有以下 4 类:手术、化疗、放疗

（传统光子放疗、新型质子重离子放疗）、新型药物治疗（靶向治疗和免疫治疗等）。

多数人分不清放疗和化疗有何不同，其实两者治疗原理和方式完全不同。化疗主要以药物为主，属于全身治疗，而肺癌放疗是利用射线治疗肿瘤的一种局部治疗方法，放射性包括放射性核素产生的 α、β、γ 射线和各类 X 射线治疗机，或者加速器产生 X 射线、电子线、质子束及其他粒子等。利用这些射线对癌组织进行照射，从而达到杀死癌细胞或者缩小肿瘤的目的。

放疗治疗癌症已经有百年历史，1896 年，德国物理学家伦琴发现并描述了 X 线，发现其具有携带高能量和穿透性的特点，1899 年瑞典医生斯德哥尔摩首次采用电离辐射治疗皮肤癌，并取得较好的治疗效果，这是放疗的开始。由于放疗的确对一些癌症治疗产生了较好的疗效，一度我们称它为拯救患者的生命之光，其实放疗在杀伤肿瘤细胞的同时，也会对周围的正常的组织细胞产生伤害，因此我们在使用放疗治疗肺癌时，要严格把握适应证。

1. 肺癌的放疗指征

（1）不能手术的早期肿瘤。手术是早期肺癌最常见的治疗手段，但考虑肿瘤的位置、大小以及患者的身体状况，甚至有患者拒绝手术，此类情况可考虑放疗。

（2）术后患者。使用放疗（常联合化疗）来消灭可能残留的癌细胞，降低或延迟复发率。

（3）术前放疗（常联合化疗）。缩小肿瘤体积，增加手术切除率。

（4）出现转移病灶。如转移到脑部、肾上腺或者骨骼的肺癌。

（5）减轻患者症状,恢复部分功能,包括肿瘤引起的疼痛、进食困难、脊髓压迫、气管阻塞、血管压迫等。

2. 降低放疗的副作用

如何能将放疗的副作用降低,科学家和医生进行了大量探索研究,研制出了定位越来越精确的放疗手段,目的是让肿瘤周围组织受到照射的剂量更低,包括强调放疗、立体定向放疗和伽马刀等。这些现代放疗手段,就像战争打击一样,越来越先进的精确制导武器在达到目的的同时,减少了不必要的误伤。

放疗的副作用不像化疗影响全身,它主要造成局部伤害,比如照射区域皮肤颜色改变(红肿、水疱、脱皮、色素沉着)等;对于胸部放疗可能出现放射性肺炎、放射性肺纤维化,增加继发性肺部感染风险;对胸部照射可引起放疗性食管炎、心脏损伤;大范围的放疗也会对骨髓造血功能产生影响。

目前最新的质子疗法也属于放疗范畴,只不过采用了不同的放射源,质子治疗的最大优势是具有相对较轻的副反应,但治疗价格较高,而且对远期的治疗效果目前尚未有大规模的对比研究,绝大多数肺癌患者没有必要采用质子疗法,这种治疗方法也没有在国内大规模开展,主要集中在上海、北京几个大的医学中心。

临床上除了常见的仪器外部照射治疗外,肺癌也经常用到放射性近距离照射治疗,也就是我们经常听到的放射性"粒子治疗"。比如气管阻塞时,将放射粒子源放置到接近肿瘤的地方,或者采用介入的手段,将具有放射性的粒子植入肿瘤内部,由放射源发射出短程射线,缩小肿瘤体积,改善临床症状。这种治疗方式使得患者变成一个移动的放射源,对安全防护要求极高,且并发症较多,也在一定程度上限制了它的广泛使用。

总之,肺癌的放疗和化疗一样,也是一把双刃剑。随着理论技术进步,操作方法改进,相信它的副作用会越来越低,其在肺癌的综合治疗中的地位越来越重要。

三、肺癌的分子靶向治疗——精确制导癌细胞

肺癌的靶向治疗是近几年出来的一种全新的治疗手段,它和传统的放化疗有着明显的不同,靶向治疗对癌细胞的杀伤具有明显的指向性,因此具有较小的副反应,得到越来越多的肺癌患者的青睐。

靶向治疗为什么能够杀死肺癌细胞,是不是所有肺癌患者都适合做靶向治疗。要了解靶向治疗,首先要搞清楚肺癌分子靶基因突变的问题。

肺癌分子靶向治疗常用的治疗靶点有细胞受体、信号转导和抗血管生成等,其中表皮生长因子受体(EGFR)是目前最为主要的靶点,也是针对药物最多打靶基因,其他驱动基因常见的有 ALK、ROS1、HER-2、BRAF、MET、RET 等。

靶向治疗是特异性攻击靶向分子,如无相关的靶向分子,靶向药物将无法发挥出应有的作用,因此在行靶向药物治疗前,需要对肺癌组织进行相关驱动基因检测,就如同发射出去一颗精确制导的导弹,却找不到目标,岂不是没有任何作用。研究发现,亚裔肺癌的

患者靶基因突变概率明显高于欧美人,尤其是不吸烟、患腺癌的亚洲女性,EGFR 基因突变发生率达 40%～50%,甚至有人戏称肺癌的靶向治疗是上帝给亚洲人的"礼物",这个礼物较为青睐女性。正是这个"礼物"使得部分晚期肺癌的平均生存时间从 8 个月左右延长到 2～3 年。下面就针对现在研究相对成熟的几个靶基因和靶向药物进行相关介绍。

1. 表皮生长因子受体(EGFR)

EGFR 是原癌基因 c-erbB1 的表达产物,是表皮生长因子受体家族成员之一,从名字就能感觉到它的作用。的确,它在细胞的生长、增殖和分化等生理过程中发挥重要的调节作用,比如伤口正常愈合。通常 EGFR 表达是有着严密的调控机制,使命完成以后就会自动关闭,失控的表达就会导致细胞过度生长,引起癌症的发生。

目前针对 EGFR 的药物有以下几种。

(1)一代靶向药物。吉非替尼(商品名:易瑞沙)、厄洛替尼(商品名:特罗凯)、埃克替尼(商品名:凯美纳)。

(2)二代靶向药物。阿法替尼(商品名:吉泰瑞)。

(3)三代靶向药物。奥希替尼(商品名:泰瑞沙)。

这些药物均采用口服的方式,非常方便,我们一般建议首选第一代靶向药物。

甲磺酸阿美替尼于 2020 年 3 月 18 日获得国家药监局附条件批准,用于既往经表皮生长因子受体(EGFR)酪氨酸激酶抑制剂(TKI)治疗时或治疗后出现疾病进展,并且经检测确认存在 EGFR

T790M 突变阳性的局部晚期或转移性非小细胞肺癌成人患者。这是全球第三个三代 EGFR-TKI 创新药,也是首个国产三代 EGFR-TKI 药物。甲磺酸阿美替尼是我国自主研发并拥有自主知识产权的创新药。本产品的获批上市对经第一代靶向治疗后出现耐药的肺癌患者无疑是一个巨大的好消息,但前提是要有癌细胞合并 T790M 阳性突变。

现在有最新的研究报道,第三代靶向药物泰瑞沙已被作为肺癌治疗的一线首选药物,它能够更好地延长患者的生命。更让人欢欣鼓舞的是,从 2021 年 3 月 1 日起,泰瑞沙的价格降低 2/3,这大大减轻了患者的家庭经济负担。

2. ALK 重排

非小细胞肺癌患者中可能有基因染色体重排现象,比如 ALK 重排、ROS1 重排等。其中 ALK 基因重排发生率为 2%～7%,重排导致 ALK 持续活化,从而激活 RAS 和 PI3K 信号级联,影响细胞的增殖,分化和抗坏死功能,临床具有较差的预后。

ALK 融合突变临床上常常被称为"钻石突变",为什么会有这样的称呼呢?主要有两个原因,一是它突变比例非常低,二是采用靶向药物干预后,患者具有较长的生存时间,目前统计其平均生存时间为 3～4 年。如果确定是 ALK 融合突变,且符合靶向治疗的条件,可优先考虑使用 ALK 靶向药物治疗。

目前针对 ALK 的药物有以下几种。

(1) 一代 ALK 靶向药物:克唑替尼(商品名:赛可瑞)。

(2) 二代 ALK 靶向药物:色瑞替尼(商品名:赞可达)。

（3）三代 ALK 靶向药物：劳拉替尼（目前尚未在国内上市）。

ALK 基因突变激活了一条促进细胞快速生长的通路，针对 ALK 突变靶向药，相当于设了一个路障，缺少了 ALK 基因的刺激，相当于断了癌细胞的营养来源。面对此类癌基因突变，我们建议首选克唑替尼，部分患者短时间症状可明显缓解。

3. 其他几种基因

ROS1 基因研究发现采用克唑替尼可有效控制癌细胞生长，多数患者可获益。

K-ras 基因突变患者目前无有效靶向药物，只有野生型肺癌患者可从抗 EGFR 中获益。

HER-2 基因突变，部分报道可从注射用曲妥珠单抗（商品名：赫赛汀）的治疗中获益。

部分患者 BRAF 基因突变可从达拉非尼药物中获益。

部分 MET 基因突变患者可从曲美替尼药物中获益。

四、肺癌的免疫治疗——生命的"南泥湾"

健全的免疫系统和完善的免疫监视对发现并杀灭癌细胞具有非常重要的作用，可是癌细胞太狡猾了，如果免疫系统有 72 种识别癌细胞的手段，那么癌细胞肯定很快就学会 73 种变化来躲避免疫系统的识别，让免疫系统误认为大家都是老相识，甚至让一些免疫细胞为自己服务，可见癌细胞是多么的可怕。

如何重新激活我们的免疫系统，让它为我们的健康服务，与癌细胞战斗呢？这就是我们要讨论的免疫疗法，何为免疫疗法？免疫疗法难道就是单纯地增加我们的抵抗力，还是能影响我们免疫系统功能的治疗方法都叫免疫疗法？

免疫疗法已经被商业包装得神乎其神，某某食物能增强我们的抵抗力，某某药物能强化我们的免疫细胞等，很多乌七八糟的东西，经过完美的广告词，披上伪科学的外衣，迷惑广大癌症患者，到底什么样的治疗才是真正的免疫疗法？

对于这个问题的回答复杂而又简单。关于免疫疗法治疗肺癌可以写出厚厚的一本专著，说简单其实也就是一句话：所谓肺癌的免疫疗法，就是免疫检查点抑制剂，包括 PD-1 抑制剂、PD-L1 抑制剂、CTLA-4 抑制剂等，通过激活自身免疫系统，从而对抗攻击癌细胞，这种形式被称作主动免疫疗法。还以一种被称作被动免疫疗法的治疗方案，也就是改造免疫细胞，通过体外培养大量免疫细胞输入人体来对抗癌细胞，这一疗法曾经在国内风靡一时，比如 CAR-T、TCR-T 等，这些疗法由于种种原因在欧美国家已经在临床中叫停，至少目前尚未发现此种治疗方案对肺癌有效。

目前欧美市场对于肺癌免疫治疗批准上市的药物有 3 种：PD-1 抑制剂纳武单抗（俗称 O 药）、PD-L1 抑制剂派姆单抗（俗称 K 药）和 PD-L1 抑制剂阿特珠单抗（俗称 T 药），这三个药物目前在国内均在临床中获批用于肺癌的治疗。

免疫疗法究竟有哪些优点和缺点？其实与靶向治疗和传统的化疗相比，免疫疗法最大的优势就是可持久性。何为持久性，是不是能够避免靶向治疗和化疗引起的耐药？很多人对此疑惑不解，其实免疫治疗也会产生让我们头疼的耐药问题,我们将其分为两类:一种是原发性耐药,也就是先天耐药,对免疫治疗毫无反应,甚至促进癌细胞生长;另外一种是获得性耐药,肿瘤本来响应免疫疗法,但一段时间作用后,癌细胞可再次产生变异,逃避免疫系统的识别,出现缩小的病灶再次变大。这点和靶向治疗有惊人的相似之处,说明癌细胞可能有多条通路来逃脱免疫系统的"追杀"。通过发现新的路径,才能研发出新的药物来对抗癌细胞这位进化高手和魔幻大师。

其实还有一种我们不能忽视的免疫疗法——肿瘤疫苗。肿瘤疫苗是一种生物活性的前体,可以提前对体内免疫系统进行训练,产生肿瘤相关性抗原,相当于实战演习。肿瘤疫苗首先接受抗原提呈细胞,之后抗原提呈细胞会迁徙至最近淋巴结,随后激活 T 淋巴细胞和 B 淋巴细胞,尤其是特异性 T 细胞会锚定到肿瘤细胞的微环境中,会以初始的抗原发挥作用。目前已经研发多种针对肺癌的疫苗,并进行了大量的临床试验,但尚未成熟。当下研制比较成熟并广泛应用的宫颈癌疫苗取得了巨大成功,相信肺癌疫苗经过科学家和医生的不懈努力,未来可期。

总而言之,免疫疗法作为新兴疗法,给我们带来新的惊喜,给肺癌患者带来继续活着的希望,但这条路注定充满坎坷,还有许多的未知领域等待我们去探索研究。

五、肺癌姑息支持治疗——最后的生命港湾

20 世纪 80 年代,世界卫生组织建立起了以"提高癌症患者生活

质量"为宗旨的项目课题组,并引入了生活质量的概念。评价肿瘤的治疗效果,从单纯肿瘤体积和转移情况,转变为将肿瘤局部控制和患者身体、心理和社会功能相结合的综合评价模式,姑息支持治疗越来越被认可。

世界卫生组织(WHO)为晚期癌症患者的姑息治疗提出了如下的定义:对所患疾病治疗无效者进行积极、全面的医疗照顾,并对患者心理、社会和精神问题予以重视,目的是使患者获得最佳的生活质量。

姑息支持治疗的基本概念是对生命受到威胁的癌症患者进行积极全面的医疗照顾;承认生命是一个过程,死亡是生命的终点;主张既不加速死亡也不延缓死亡。癌症姑息治疗反对放弃治疗和过度治疗,当然更反对安乐死和任何不尊重生命的做法。癌症姑息治疗的目的是帮助改善癌症患者的生存质量,让癌症患者以平静的心境和较强的毅力面对困难,同时帮助癌症患者积极生活直至死亡,让患者家属面对现实,减少接受失去亲人的痛苦。姑息治疗的主要任务是缓解癌症本身和治疗所致的症状及并发症,减轻患者的躯体痛苦和心理负担。简单的一句话:让患者活得有质量,走得有尊严。

由于传统观念对癌症和死亡存在偏见,加之现有的医疗科技水平的限制,对晚期癌症基本上处于一种爱莫能助的状态,致使大量晚期癌症患者得不到合理的治疗,甚至因过度治疗而蒙受癌症所带来的极大的身心痛苦、经济损失,增加了社会和家庭的负担,在付出巨大代价的同时却回天乏术。在这种情况下,癌症的姑息治疗对目前医疗发展有深远的现实意义。我们的目的就是让晚期癌症患者活得更好,甚至还能活得更长,将生命的长度和质量有机统一起来。

"以疾病为导向"转向"以患者为导向",医务人员面对的不仅是癌症疾病,还是一个个活生生的人,除了用专业技术与癌症做斗争外,对于终末期疾病,要更加注重心理关怀需求,对"人"的关注要高于"病"。"长命百岁""福如东海,寿比南山"是人类孜孜不倦的追求目标,可人固有一死的残酷自然法则,任何人也逃脱不了,面对亲友的病痛和离去,纵有千万种不舍,也无计可施。在挽救生命的同时,同样也要做到节约卫生资源,而姑息治疗正好可以做到这点,欧美等许多发达国家医院均设有临终关怀治疗科,最大限度地利用好有限的公共资源。

姑息支持治疗更强调医护与患者是伙伴、平等关系,更强调要加强医患沟通,这对缓解目前紧张的医患关系也有一定的积极作用。

在了解了癌症姑息支持治疗的概念后,下面我们具体讨论下肺癌姑息支持治疗有哪些常见方法。

1. 姑息性手术

姑息性手术是相对于根治性手术而言。肺癌的根治性手术的原则"最大限度地切除病灶,最大限度地保护肺功能",姑息性手术的原则"切除局部或者部分病灶,减轻症状,改善生活质量,延长生存期",两者相比可见姑息性手术仅仅作为综合治疗的一部分,是退而求其次的手术方式。

2. 姑息性化疗

肺癌晚期姑息性化疗主要是为了减轻患者的症状而采取的措

施,目的是在患者身体状况允许的情况下,杀死部分癌细胞或者让癌细胞生长增殖慢点,减轻患者呼吸困难、疼痛、顽固性咳嗽等症状。

3. 姑息性放疗

姑息性放疗就是采用射线照射的方法杀死部分肿瘤细胞的治疗方法。姑息性放疗和姑息性化疗目的一致,也是为了减轻患者症状,比如患者肺癌骨转移导致的疼痛、患者肺癌咯血等。

4. 靶向治疗和生物免疫治疗

通过靶向药物或者激活体内免疫细胞达到控制肺癌细胞生长增殖,从而减轻患者不适症状,改善患者生活质量。

5. 中医治疗

中医治疗癌症强调的是整体和辨证施治,中药的扶正益气和靶向治疗、免疫治疗有异曲同工之妙。研究发现中医对改善患者症状、提高生活质量和延长生命方面具有积极作用。

从以上几点常见的治疗方法我们不难看出姑息治疗的特点:延长患者生命,改善患者生活质量,不以治愈癌症为目的。肺癌的姑息支持治疗范围非常广,上面说的仅仅是冰山一角。总之,还是那句话,"让患者活得有质量,走得有尊严"是姑息治疗的核心目标,在治疗疾病的同时,更关注患者心理、社会和精神问题,做到治疗方案因人而异,个性化定制。

六、营养膳食指南——"吃"也能抗癌

"民以食为天","人是铁饭是钢,一顿不吃饿得慌"。关于吃的问题,全世界恐怕没有哪个国家的老百姓有我们讲究,可以毫不夸张地说每顿吃一种菜品,估计你一辈子都不会重茬。对于癌症患者的饮食问题,民间也有各种各样的说法:

"癌症患者不能吃'发物',会导致肿瘤长得更快。"

"做完手术也不能吃'发物',导致伤口愈合不良。"

"癌症患者不能吃太好,要把癌细胞饿一饿更好。"

"做完手术要吃黑鱼,对伤口有好处。"

··········

真的是这样吗?有依据吗?老话说得对不对啊?何为"发物"?有科学依据吗?

《肿瘤患者营养支持治疗指南》中明确指出:目前没有任何证据表明充足营养摄入能促进肿瘤的生长,也就是饥饿疗法根本行不通,估计癌细胞还没有饿死自己先一命呜呼了。面对癌症,我们需要的是均衡、合理的饮食,只有把自己的营养状况改善了,身体才能有更多的本钱与癌细胞战斗。

1. 怎样吃?

怎样吃才能让我们更健康、更有活力地同癌细胞战斗呢?首先让我们学习一下什么东西最好不要吃吧!

（1）吸烟。烟可不是吃的，但是烟会进入我们的身体，也算是另外一种"吃"吧。作为肺癌的独立危险因素，戒烟的重要性就不再赘述。

（2）烟熏烧烤食物。烟熏烧烤食物含有大量苯并芘，摄入过量可诱发细胞癌变。

（3）高脂肪饮食。摄入过多的脂肪导致肥胖，过度肥胖可诱发体内激素紊乱，干扰我们的免疫系统，导致癌细胞产生免疫逃避。

（4）辛辣食物。中医认为辛辣食物性温，常吃会加重阴虚，使得肺癌病情恶化。

（5）腌制食物。腌制食物含有大量真菌，也含有亚硝酸盐等致癌物。

（6）酒及咖啡。长期饮酒可刺激垂体激素分泌，促进癌细胞生长，而且长期饮酒本身就是导致消化道肿瘤发生的高危因素。咖啡含有咖啡因，可影响维生素吸收，长期缺乏维生素也会诱发细胞癌变。

看看上面提到的东西，在生活中我们有几种没有吃过，部分可能还是我们的最爱，其实偶尔吃一次也不要紧，也不用自责或者有过重的心理负担，但经常吃肯定不足取。

2. 饮食原则

那什么样的饮食才是值得称道的呢？关于怎么吃、吃什么、喝什么，估计几天几夜也讲不完，但我们主要把握一定的原则就可以了。

（1）均衡营养，不可偏废。这个也不能吃，那个也不能喝，严重影响患者的进食心情,严重可导致消极厌世的心态,觉得人生没有意义。所谓均衡营养,很大程度上其实就是和我们平时饮食相差不大,只是稍加注意即可。

(2)遵循"四多一少"。第一多,进食蛋白质和热量丰富的食物,如蛋、鱼、肉、牛奶;第二多,主粮要粗精搭配,不可过于精细;第三多,吃颜色丰富的素菜水果,量要足,至少每天要吃 500g 以上;第四多,进食的次数不必拘泥一日三餐,可适当增加次数。所谓一少,即少吃烟熏、油炸、腌制和加工类食物。

(3)新鲜瓜果和蔬菜。新鲜瓜果和蔬菜含有丰富的维生素和纤维素,可增强我们身体抵抗力,促进消化和排便。

(4)保健食品和补品要慎重。保健食品和补品到底有多大功能,多数可能只是自我安慰。目前对保健食品的功能缺乏科学研究依据,而且大部分补品和保健品价格昂贵,效果不确定,性价比低。此外,补品和保健品不能代替正常饮食,更不能代替药品。

(5)适当增加饮水。水乃生命之源,增加饮水可增加人体新陈代谢,提高代谢废物的排泄。

(6)饭后适当活动。肺癌患者手术、放化疗后身体状态肯定会受到一定影响,饭后适当活动可帮助患者减少肌肉丢失,增加蛋白质合成,促进脏器功能恢复。

(7)烹饪方法要多种多样。色香味俱全,炖炒烧蒸轮流上阵,既可以增加食欲,又可以丰富食物营养。

以上这些内容只是一般原则,很多情况我们不可能做到面面俱到,每个人情况都不一样,多数情况下还是根据实际情况自我调整,必要时可以咨询临床营养师,可以让他给你设计一套个性化食谱。

千万记住,我们饿不死癌细胞,多数患者最终都是死于营养不良,增
加营养、合理饮食才是王道。

第五篇　答疑解惑篇

1　肺癌的不同分期对患者生存时间的影响是怎样的？

参考中山大学肿瘤医院报道相关数据分析发现，一期肺癌患者66％～82％生存5年以上，而到四期肺癌这一比例降到6％，可见早发现肺癌对治愈效果的影响。临床早期肺癌仅占10％～15％，大部分患者发现均处于中晚期，尤其是四期肺癌占比高达23％，几乎失去治愈机会。当然如果不幸自己分期较晚，也千万不要有悲观情绪，毕竟现实无法改变，唯有调整心态，积极配合治疗才是上策，机会是给有准备的人留的，自己不见得就一定是那个大多数。

中国人都比较忌讳讨论死亡，没有医生会预知患者的生死，知道你能活多久的恐怕只有"上帝"。肺癌的生存时间还是群体统计概念，就好比中国人平均寿命78岁，对个人而言仅仅是一个数字，你可能活不到78岁，也可能超过78岁，单纯讨论个人得了癌症能生存多久没有实际意义。

2　什么是肺部结节,它们如何分类?

肺结节定义:影像学显示直径≤3cm 的局灶性、类圆形、密度增高的实性或亚实性肺部阴影,可为孤立或多发,不伴肺不张、肺门淋巴结肿大和胸腔积液。局部病灶直径>3cm 者则称为肺肿块。

按数量分类:单个病灶定为孤立性,2 个以及以上的病灶定义为多发性结节,需要与转移性肺肿瘤鉴别诊断。

按密度分类:实性肺结节,间质血管都看不见,亚实性肺结节包括纯磨玻璃结节,还有混杂性结节,也称部分实性结节,表现为间质样改变,中间实性,周围是磨玻璃样。

按大小分类:在 2018 年版的肺癌治疗的专家共识中,将肺部结节又进一步细分:微小结节(直径≤5mm),小结节(直径为 5～10mm),肺结节(直径 30mm 以下)。这样分类有助于分级诊疗管理。直径≤5mm 的微小结节对于患者来说,半年甚至一两年内都没有很大的威胁,可以放心地在基层医院管理;直径 5～10mm 的小结节可以在有诊治经验的中国肺癌防治联盟肺结节诊治分中心管理;直径≥10mm 的肺结节则应该尽早诊治,如果不能确诊,建议多学科会诊(MDT)。

3　多发肺部结节该怎么办?

多发性肺结节评估与处理则相对比较困难。一是因为薄层胸部 CT 的普及,大量微小结节被发现,小结节的良恶性判断非常棘手,就像一个刚出生的小婴儿,很难判断他长大的性格,只能从父母性格推断,在成长过程中的观察,而如果是癌结节,我们持续观察,可能耽误病情。二是我们治疗理念的更新。10 余年前,我们将多发性肺结节大多数归为转移性肺癌,而现在发现部分患者是多发的原发性肺癌,例如有的人右上肺叶看到一个结节,是肿瘤,同时右下肺的结节也是肿瘤,左上肺、左下肺都有结节,一共 4 个原发癌,甚至更多的都有,让人眼花缭乱,一脸懵,怎么办呢? 万事万物皆有规律可循:

(1) PET-CT 全身扫描有助于鉴别转移性肺癌。

(2) 直径 5~10mm 多发肺部小结节:3 个月再随访,无变化者至少 3 年内每年 1~2 次胸部 CT 随访。如病灶变化,应调整随访周期,如结节增多、增大、增浓,应除外恶性结节。

(3) 新技术辅助诊断:人工智能读片有助于肺结节鉴别诊断,超声支气管镜、内镜穿刺活检等,可在一次检查中对多个较小的周边病灶活检,明确病理诊断。

(4) >10 个弥漫性结节,很可能伴有症状,可由胸外恶性肿瘤转移或感染导致,原发性肺癌的可能性相对较小;但单一主要结节伴有 1 个或多个小结节,需要进行仔细鉴别诊断。

4 人工智能在肺癌的影像学诊断中的应用,准不准?

随着人工智能的飞速发展,越来越多的高科技企业将目光聚集在医疗领域,努力将人工智能技术与医疗结合,产生医疗行业的革命性变革。医学影像学领域与人工智能的完美结合,大大提高了影像专业医生的工作效率,降低医疗机构影像诊断的误诊率。

临床工作中,阅片存在局限性,除了理论学习之外,诊断的准确性和个人经验有很大关系,不但要"以貌取人",即观察病灶形态改变,而且更重"内涵",即探究病灶形态的区别。两个角度判断肺结节的良恶性,外观看分叶征、毛刺征、胸膜凹陷征,有 80%～90% 诊断肺癌的准确性,但是 5mm 的结节很难有以上的表现,1cm 的结节也不一定有以上的表现,那我们就要看"内涵",包括密度、良性特征、血管走行、气管结构等。一个阅片医生每天可能要读上百张,甚至几百张胸部影像检查,如何能像现代化流水作业一样进行批量读片,科学家和医生一直在苦苦探索,人工智能技术和物联网的发展,使这个设想成为现实。

人工智能主要应用在影像学的诊断环节,主要体现在两个方面:一是利用人工智能的感觉认识能力对患者的影像进行识别,获取重要信息,可以为经验不足的医生提供帮助,提高其判断的正确率;二是基于深度学习,通过大量已经有的影像数据和临床诊断信息,训练人工智能系统,使其具备更强大的疾病诊断能力,辅助临床诊断,降低误诊率。可见想要提高人工智能对影像诊断的准确性,不但需要大量的数据,而且需要高质量的人工诊断,同时还要实现数据共享,及时、有效、高质量的海量数据诊断,才能为人工智能影像提供强大的生命力。研究发现,人工智能在读片诊断的准确性上已经达到三甲医院专家水平。

说了这么多,可能很多读者还是不明白,简单点说,就是希望未来某一天,我们打开手机 App,对准自己的胸部 CT 片像扫描二维码一样,瞬间向你反馈检查结果,而这一天正在向我们招手。

5 直径 8mm 以下的肺结节如何处理?

随着肺部体检重视程度提高,越来越多的肺部小结节被发现,我国有 1 亿多名居民肺部有小的肺结节,其中约 80% 是 8mm 以下的。肺部小结节的发现,给很多就诊患者带来心理上的恐慌,了解肺结节诊治具有刚性需求和现实意义。

直径超过 3cm 的肺结节相对临床容易诊断,可转移风险大大增加,术后几个月、几年复发比例明显提高。在没有转移的时候进行诊断,提高患者生存率显得意义重大,在 2018 年版共识中明确提出:如能在肿瘤直径小于 1cm 时诊断并及早手术,多数患者可以获得 10 年以上生存时间。

我们怎么才能做到精准的肺癌诊断?先看患者和亲友有无肺癌的危险因素,比如抽烟、家族史等。有危险因素的人群,随访的时间就要短一点,还要根据结节的直径大小确定随访时间,偏小的结节随访的时间就可以稍微长一点(图 5-1)。

6 肿瘤标志物升高,是不是说明我得了癌症?

肿瘤标志物是一类反映肿瘤存在和生长的物质,由肿瘤细胞基因表达产生或者由人体对肿瘤细胞反应而产生。肿瘤标志物的测

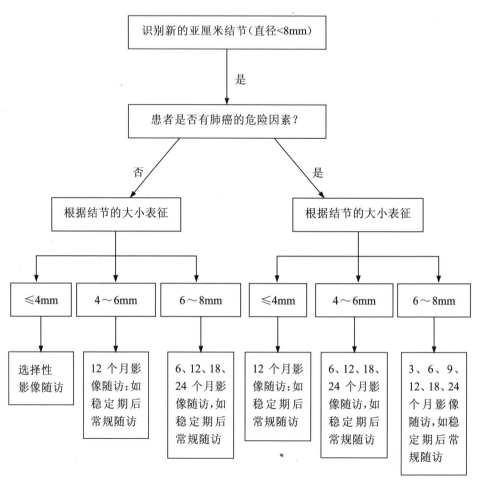

图 5-1　肺癌随访流程

定,在肿瘤早期筛查、辅助诊断、疗效观察、病情监测、预后判断等方面具有重要价值。

　　在正常体检中,如果发现某项或者多项肿瘤标志物明显升高,就需要引起我们足够的重视,应定期复查,动态观察。标志物升高并不能说明我们就一定患有恶性肿瘤。比如有些肿瘤标志物在某些正常身体情况下或者良性疾病时也可以导致异常升高。简单来说,肿瘤标志物就好比一个风向标,如果增高,或者动态观察发现持续升高,就需要我们进一步检测,它给我们指引进一步检测的方向,因为不同的肿瘤都具有相对常见的标志物,肺癌也是如此。

目前尚无特异性肿瘤标志物应用于肺癌的临床诊断,如果在随访阶段发现下述肿瘤标志物进行性增高或者明显升高,需要警惕早期肺癌。

主要推荐 Pro-GRP、NSE、CEA、CYFRA21-1、SCC 五项。

(1)胃泌素释放肽前体(Pro-GRP)。可作为小细胞肺癌的诊断和鉴别诊断的首选标志物。

(2)神经特异性烯醇化酶(NSE)。用于小细胞肺癌的诊断和治疗反应监测。

(3)癌胚抗原(CEA)。目前血清中 CEA 的检查主要用于判断肺腺癌复发、预后以及肺癌治疗过程中的疗效观察。

(4)细胞角蛋白片段 19(CYFRA21-1)。对肺鳞癌的诊断有一定参考意义。

(5)鳞状细胞癌抗原(SCC)。对肺鳞癌疗效监测和预后判断有一定价值。

7 什么是肺癌活检?

活检全名是活体组织检查,当怀疑患者有肺部肿块而无法确定其良恶性时,可通过有创或者无创的方法获得病灶细胞或组织行病理诊断的一种方式。常见的有创检查,包括活检针穿刺、支气管镜抓钳活检或者手术切取等方式获得病理诊断,明确病灶的性质;无创检查主要是指脱落细胞学检查。到底哪种方法有更准确的确诊率,当然是获得组织越多的手段能获得更准确的诊断率,因为任何癌组织内都不可能没有正常细胞,如果我们活检的是正常组织,而错过了异常组织,就可能误判结果。

8 什么是肺癌液体活检?

众所周知,癌症发现越早治愈率越高。如何能够早期发现癌症,并能避免传统体检的灵敏度和特异度较低的现状,科学家们发明了一种被称为液体活检的方法,为一些患者省去了有创活检的痛苦。目前国内也有很多生物公司开展了此类项目,只需抽取 6～8ml 血,就能筛查肺癌、胃癌、肝癌等多种常见癌症。

那么什么是液体活检?我们知道基因突变是肿瘤产生发展的重要原因,几乎所有的癌症患者都携带有 DNA 突变,这些突变往往只存在于肿瘤细胞。因此,突变基因为肿瘤组织的检测与跟踪,提供了方便的特异性生物标记。

液体活检作为体外诊断的一个分支,是指一种非侵入式的血液测试,能监测肿瘤或者转移释放到血液的循环肿瘤细胞和循环肿瘤 DNA 碎片,是监测癌症发生、辅助评价肿瘤治疗效果的突破性技术。相对于传统的有创活检,它有自己的独特优势,但昂贵的价格和相对较低的准确性在一定程度上限制了它的广泛开展。

9 活检或者手术会导致肺癌细胞扩散或者转移？

临床工作中经常会听到患者的担忧：手术不能做，癌细胞不能动，否则癌细胞跑得更快，更容易出现扩散或者转移。的确，癌细胞黏合能力较差，在任何外界物理因素的刺激下（挤压、穿刺、切除）均有可能导致癌细胞脱落或者进入血液或者进入淋巴液而造成转移，这种想法理论上完全成立，可实际情况是什么样呢？举个通俗易通的例子：癌细胞好比自家地里长了草，今年把地里的草拔出了，明年还有可能再次长出来，但是农民兄弟绝对不会因为明年地里还会长草就放弃对今年地里草的清除，今年把地里的草清除得越干净，明年除草压力就会减小。事实证明，脱落的癌细胞落单或者进入血液系统，在机体强大免疫系统的干预下，很快就能将癌细胞杀死并清除，因此不必过度担心类似情况发生。

10 该不该告诉肺癌患者真实病情？

临床工作中经常遇到患者家属咨询，该不该告诉患者真实病情？很多患者都会有这样那样的担忧，花光家里的积蓄却无法取得满意的治疗效果，最后人财两空；担心患者知道病情后心理防线彻底崩溃，放弃治疗；无法面对肺癌引起的死亡，产生极端恐惧，提早结束自己的生命等。很多时候，我们都在和家属一起隐瞒患者的病情，到底该不该将病情告诉患者，隐瞒病情真的对患者的病情治疗有益吗？这些问题我们很多时候并没有真正地去研究，往往归结为患者心理素质差，知道病情后会加重病情进展，而在美国则通过《患者权利法案》明确规定患者享有"知情同意权"，对患者隐瞒病情是违法的行为，积极强调患者对疾病的知情权、治疗的决定权，难道我们中国的人心理素质真的比美国人还差吗？未必。比如同为亚洲人的日本、韩国、包括中国台湾地区，均对患者知情同意采取积极态度，临床上我们也经常遇到很多患者知道自己病情后，在治疗上更能够积极地配合医生，坦然接受自己的疾病。在临床工作中，笔者更积极建议采用"选择性隐瞒"的方式告诉患者病情，比如对于分期较晚的肺癌患者，就告诉患者你患的是早期肺癌，希望你积极配合治疗，放松心态，是能够长期生存，积极善意的鼓励，给患者活下去的希望才是最重要的。当然，凡事不是绝对的，对于有精神疾病和无法独立思考的患者，隐瞒病情可能对患者更有利，但更多的时候把真相告诉患者，把生命的决定权交给患者，让患者真正拥有"我的生命我做主"的权利，可能对患者的疾病恢复更有利。

11　全身 PET-CT 都做了，为什么还不能确诊肺部肿瘤是不是癌？

PET-CT 将 PET 与 CT 完美融为一体，由 PET 提供病灶详尽的功能与代谢等分子信息，而 CT 提供病灶的精确解剖定位，一次显像可获得全身各方位的断层图像，具有灵敏、准确、特异及定位精确等特点，可一目了然地掌握全身整体状况，达到早期发现病灶和诊断疾病的目的。PET-CT 的出现是医学影像学的又一次革命,受到了医学界的公认和广泛关注,但 PET-CT 归根结底提供的还是影像学方面的诊断,尽管准确性较传统检查提高很多,仍无法达到病理学诊断的"金标准"。

12 手术前需要行骨扫描吗？它有什么作用？

肺癌出现骨转移较为常见,骨扫描是一种寻找骨转移迹象的检查,排除肺癌是否引起骨骼破坏,对我们后期的治疗具有较高的参考价值,既然这么有意义,那么我们一定需要行骨扫描吗？

如果你出现高钙血症,建议务必要行骨扫描检查。肺癌细胞的溶骨作用,不但削弱骨骼的强度,让患者处在骨折和骨裂的阴影下,而且严重的高钙血症会引起患者诸多不适,比如恶心、呕吐、意识模糊等,甚至有生命危险。

如果你的肺部肿瘤足够大,我们也建议行骨扫描检查。较大的肿瘤出现骨转移的概率较高,当然如果出现近期骨痛的经历,即使肺部肿瘤较小也是需要做此检查,尤其是逐渐加重的骨骼疼痛。

当然骨扫描检查也有自己的局限性。它具有较高的敏感性,而特异性不高。何为敏感性,何为特异性？通俗地说,敏感性就是能够发现骨骼有问题的能力,特异性就是能确诊骨转移的能力。骨扫描发现骨骼问题的能力非常强,但是不一定是转移病灶,有的时候需要行磁共振或者骨骼 CT 三维重建进一步明确有无骨质破坏或者结构改变。

13 肺癌病理确诊是早期，我该怎么办？

首先要向你表示祝贺，因为你有约 80% 可能治愈肺癌，而且术后一般不需要做后续其他治疗，定期观察就可以。说到这，患者还是很紧张，毕竟我还有 20% 可能会因为肿瘤复发转移死亡啊。我该怎么办？仔细想想，我们每个人都会百分之百死亡，如果天天这样想，人生还有什么意义。退一步说，就算你转移复发，也还是可以治疗，甚至带癌长期生存。

为什么早期肺癌不需要化疗或者放疗呢？这里就牵涉一个统计学概念了，可能很多朋友不懂统计学，举个简单的例子：1000 个早期肺癌患者，分成两个组，每组 500 人，其中一组采取化疗处理，另一组无任何干预措施，仅定期复查，5 年后我们分析发现，两组患者平均生存时间无差别，那么做化疗的 500 人岂不是花钱受罪而没有得到益处？医学研究总体上来说还是群体性研究为主，个体化治疗是我们理想，也取得了很大的进步，但根本性仍没有改变，1 万个肺癌患者目前还没有 1 万种治疗方案。当然在处理具体情况时，也还是要区别对待，比如癌组织分化程度低、小细胞肺癌、年轻患者，多数还是需要后期治疗来巩固手术效果。

14 肺癌需不需要基因检测，如何进行标本收集？

随着精准医学概念的提出，肺癌的基因检测变得越来越重要。

肺癌的产生是由不同的驱动基因突变产生,比如常见的 EGFR、ALK、ROS1 等,而针对不同的基因突变需要不同的药物来干预。对于肺癌患者,我们强烈建议行基因检测,如有突变基因,后期如果肿瘤复发转移,就可以考虑采取靶向治疗。一般来说对于复发转移瘤基因突变类型多数和原病灶相同,当然也有部分复发转移病灶出现与原病灶差异,需要行二次基因检测,但这一般都建立在第一次基因检测的基础之上。因此如果条件许可,我们建议所有的肺癌患者行基因检测,尤其是分期较晚的不抽烟腺癌患者,具有更大的临床意义。

如何收集标本呢? 主要来自以下几种途径:一是手术切除、穿刺活检组织;二是恶性胸腔积液;三是血液标本。我们首选组织学标本,与其他标本相比,它具有更高的准确性,但是取材有时候困难,创伤较大,必要时也可考虑胸腔积液和血液标本。

15 如果我不幸确诊为肺癌,我该怎么做?

物质生活水平的大幅提高,人们对健康长寿的渴望越来越强烈,肺癌的确诊对很多患者无疑是晴天霹雳,难以接受这个残酷的事实。有的人陷入无边的绝望,对生活失去信心,放弃自己;有的人乐观豁达,在痛苦之后泰然处之,积极配合医生治疗,开始了漫漫抗癌路;更有人成为生命的强者,记录下自己的抗癌经历,与人分享自己的心路历程,携手共进。

生命有的时候坚强无比,有的时候脆弱如蝉翼,大多数人在经

历过激烈的思想斗争后能够从阴影中慢慢走出,如何能快速适应自己从一个健康人到肺癌患者的角色转变,我们给大家提几点建议:

(1)找个倾听者。网络的发展,信息爆炸,很多患者在患病后寻求于网络,铺天盖地的信息让他们无所适从,更有患者上当受骗,相信所谓的"家传秘方,包治百病",不但花了冤枉钱,还延误病情治疗。患病后我们首先要求助于专科医生,听从医生的建议,其次将自己的内心想法告诉家人、朋友,在精神上得到他们的帮助。

(2)认识肺癌。目前关于肺癌的信息量非常大,所谓久病成良医,很多患者在生病后对健康更加关注。如果你开始阅读此书,说明你已经在进行知识储备了,所谓知己知彼百战不殆。希望你通过对本书的阅读,加深你对肺癌这个疾病的深入认识和理解。

(3)寻找战友。如果你会上网,你可以加入很多由肺癌患者创建的论坛、聊天室、微博互动等。如果你有幸在医院内结识了几位和你患同样疾病的人,结交几个和自己聊得来的病友,可能会得到一些有用的建议。相互交流如何治疗,介绍化疗的副反应,有的时候病友身临其境的经历会比医生说得更能让患者接受。有句话说得好:"一个人走得快,两个人走得远。"如果一群人走呢,我相信不仅走得远,而且走得会更轻松些。

16 肺癌脑转移该如何处理?

20%～65%的肺癌患者在病程中会发生脑转移,尤其是小细胞肺癌首次就诊时脑转移发生率近10%,存活 2 年以上的患者脑转移达 60%～80%。如何处理肺癌脑转移呢？应在全身治疗的基础上，进行针对脑转移的治疗，包括手术、全脑放疗、立体定向放射治疗、化疗和分子靶向治疗等，其目的是治疗转移病灶、改善患者症状、提高生活质量，最大限度地延长患者生存时间。

对于无症状脑转移患者，可先行全身治疗：①EGFR 基因敏感突变并且不存在耐药基因突变的晚期 NSCLC 患者，推荐表皮生长因子受体酪氨酸激酶抑制剂一线治疗；ALK 融合基因阳性患者，推荐克唑替尼一线治疗。②EGFR 基因敏感突变阴性、ALK 融合基因阴性及这两个基因表达状况未知并伴有脑转移的晚期 NSCLC 患者，应行全身化疗。

对于有症状脑转移而颅外病灶稳定的患者，应积极行局部治疗。如脑转移瘤数目不超过 3 个，可采用以下治疗方案：①手术切除脑转移瘤。②立体定向放射治疗。③立体定向放射治疗联合全脑放疗。如脑转移瘤数目多于 3 个，可行立体定向放射治疗或全脑放疗。肿瘤最大径大于 3cm 者，一般不适合放射治疗，宜首选手术；肿瘤最大径小于 5mm，尤其位于脑深部（丘脑、脑干、基底节等）宜首选放疗或化疗；如肿瘤最大径为 1～3cm，则根据全身状况、手术风险等综合评估来决定首选手术还是其他治疗。

17　肺癌术后我要知道什么？

很多人对突如其来的肺癌往往不知所措，如果自己的亲人或者朋友确诊肺癌，什么样的信息是我们需要知道的呢？

首先是肺癌的组织病理类型及肿瘤分期,肺癌病理学类型是选择化疗药物的重要参考,没有肺癌病理类型犹如"狙击手"找不到目标,无从下手。肺癌分期,是判定病情预后的参考书,决定是否需要进一步放化疗的前提,因为早期肺癌往往不需要做特殊处理,仅仅定期观察即可。分子病理学的诊断,是否有 EGFR、ALK 靶基因突变,将直接决定患者能否采用靶向治疗。

手术后,肺癌就治愈了吗?很多人往往都有这种疑惑,肺癌肿瘤不是已经切除了吗?而且是肺癌根治性手术,为什么我还会复发?手术说到底还是局部治疗,根治性手术是指将肺癌病灶所在肺叶切除并行同侧纵隔淋巴结清扫,而很多情况下肺癌的微小病灶转移,通过目前的检查手段难以评估发现,这就为后期的转移复发埋下隐患,所以很多肺癌需要在外科手术治疗后再配合全身治疗(化疗、靶向治疗或免疫治疗),清除我们难以发现的癌细胞。

18 何为肺癌的"精准治疗"?

精准治疗是由个性化医疗的概念衍生而来,是基于基因组学、生物信息学与大数据科学交叉应用而发展起来的新型治疗方式,它是一种以个性化医疗为基础的新型医学概念和模式,将遗传信息、诊断、治疗结合,对肺癌的治疗具有更强的针对性、靶向性和特异性。实现精准治疗,基因检测是关键,精准的基因检测,明确患者的突变基因是实现肿瘤精准治疗的基础。

精准治疗有哪些优势?主要还是在精准。每位肺癌患者携带的突变基因有差异,同样类型的肿瘤,同样的分期治疗方案有差别,预后也差别较大。所谓精准治疗就是在综合考虑患者各项特征的基础上,通过监测肿瘤患者的基因分型,量身定制符合患者病情的最佳治疗方案,从而获得最佳治疗效果,现在在临床治疗中广泛应用的肺癌靶向治疗就是精准治疗的具体体现。

19 我感觉自己身体很差,还能不能手术?

首先要明确一点,能否行外科手术治疗,主要依据是客观检测指标,而不是自己的主观感觉。如高龄、体弱、紧张、害怕等这些并不是手术的禁忌证。在大量的临床实践中,产生了一套完整科学的评价体系,只要各项指标都能达标,那么就说明患者适合手术,并没有明显增加额外风险。反而我们遇到很多无症状患者,术前检查发现远处多发转移,即使他很年轻、活动能力好,依然失去手术机会。

20 微创手术一定优于开胸手术?

肺癌根治术是肺癌最主要的手术方式。对于手术方式,目前在临床上常见有两种,一种是微创手术,另一种是传统开胸手术。单从字面意思理解,很多患者可能会觉得,微创手术一定优于开胸手术,微创嘛,听起来让人觉得亲切、舒服。

首先我们要明白以下 3 点:一是微创手术仅仅是指胸部伤口大

小,对于胸腔内的操作没有太大差别;二是微创手术确实在减轻术后疼痛上有积极作用,但疼痛的原因很多,比如患者对疼痛的敏感性和耐受性差别,所以微创并不能解决术后无痛的问题;三是微创手术与开胸手术相比,并没有延长患者术后生存时间,一味追求微创而忽视手术根治的彻底性一定是一个不明智的做法。

那微创手术能给我们带来什么好处呢? 美观,术后恢复较快,微创手术伤口较小,而且在一定程度上确实减轻患者术后疼痛,患者具有更好的体验;其次,心理安慰,临床上我们经常见到患者比较手术大小,评判的标准就是伤口大小,刀口长则手术大,这种想法非常普遍,殊不知伤口大小只是表面工作,但微创的心理安抚治疗积极作用不可忽视。

21 直系亲属患有肺癌,我该怎么办?

戒烟并尽可能使引起肺癌的高危因素远离自己。肺癌不是严格意义上的遗传病,而是具有遗传易感性。正常细胞转变成癌细胞本质上是基因突变的结果,在内因和外因共同作用下,由量变引起质变,遗传的稳定性被打破导致细胞异常增殖。直系亲属患有肺癌,在某种程度上只是遗传易感性风险增加,至于会不会癌变,还需要外因的作用,这种发生癌变小概率事件只是比普通人高些而已,并非是爸爸有肺癌,儿子就一定会得肺癌,但癌症的家族史确实是患癌的危险因素,我们也要引起重视。

22 肺癌患者生存时间长短取决于什么因素?

任何人患了肺癌,都会在心里无数次地拷问自己,我到底还能活多久,谁能告诉我答案。其实我们每个人都想知道自己能活多久,但答案恐怕只有"上帝"知道,医生永远无法回答这个问题。

对具体患者来说,医生回答不了这个问题,但对于肺癌群体,是有大量临床数据统计的。最直接的影响就是 TNM 分期。Ⅰ期肺癌患者 5 年生存率为 60%～80%;Ⅱ期 5 年生存率为 30%～50%;Ⅲ期 5 年生存率则为 20% 左右;预后最差的 Ⅳ 期患者 5 年生存率约为 6%。从以上数据分析,早期发现肺癌是延长患者生存时间的关键。

具体来说,对生存时间影响较大的因素有以下几点:①是否做到"三早":早发现、早诊断、早治疗是提高肺癌患者生存率的关键,尽管有各种各样、层出不穷的治疗方案,但是其他任何治疗措施都无法取代"三早"。所以建议肺癌高危人群过了 40 岁每年都要行胸部 CT 体检,有助于发现早期肺癌。②肺癌的病理分型、分化程度:比如小细胞肺癌、大细胞肺癌相对腺癌、鳞癌具有较差的预后。低分化癌和未分化癌相对于分化程度较高的肺癌预后也较差。鳞癌多位于中央,较容易出现肺门淋巴结转移,而腺癌则容易出现血行远处转移。小细胞肺癌对化疗敏感,但非常容易出现淋巴结及远处转移。③患者身体、心理状态:曾有医生说:癌症患者 1/3 是医生治好的,1/3 是病死的,还有剩下的 1/3 是自己吓死的。当然这是一句玩笑话,但从另外一个侧面反映心理状态对疾病治疗的影响,乐观地面对疾病,积极配合治疗,营养均衡,这些对肺癌预后起到积极重要影响。

总之,活好每一天才是生命的真谛,把每一天都当作人生的最后一天,我们的人生才有意义。整天纠结自己能活多久,反而有种杞人忧天的感觉,而且解决不了任何问题。

23 肺癌的局部治疗和全身治疗有什么区别?

肺癌局部治疗,比如常见的手术治疗、放疗、射频消融治疗等,指用来切除、破坏或者抑制特定区域的癌细胞。全身治疗,例如化疗、靶向治疗、免疫治疗、内分泌治疗,则是用来消灭或者控制身体任何一处的癌细胞。

如何选择局部治疗或者全身治疗,一般主要是根据肿瘤的分期或者癌细胞分化程度,早期肺癌治疗上以外科手术切除为主,多数不再选择全身治疗,对于分期偏晚,癌细胞分化程度较低,多数需要配合全身治疗,因为任何外科医生也不能保证所有的癌细胞都被切除干净,部分微小的转移灶可无法检查发现,这也是科学的局限性。

24 确诊为肺癌,能不能拖一拖再手术?

临床一旦诊断为肺癌,治疗时机不能拖延,未接受治疗的时间正是癌症生长蔓延的时间,原则上应尽快住院接受治疗。如果真的有十万火急需要紧急处理的事务,建议最长不能超过 2 周。生活中有一些患者,恨不得立马就行手术治疗,在医生完善术前评估的过程中,整天寝食难安,独自哭泣,非常担心自己癌症转移,专家认为完全没有这个必要,癌症的形成是个漫长的过程,转移也需要一定的时间,良好的心态也是病情康复的重要条件,没有充分的术前准备,贸然开刀也不利于疾病康复。

25　化疗相关的恶心、呕吐怎么才能缓解?

化疗是恶性癌症的主要治疗方法之一,但是恶心、呕吐的副作用也比较强烈,常导致患者不能够正常的进食,身体的状态也变得越来越差。那么化疗引起的恶心、呕吐该如何缓解呢?

首先,多数化疗药物都属于 5-羟色胺拮抗剂,他们作用于产生恶心感的神经中枢,可以在化疗药物使用之前在合适的时间段采用药物干预,减轻类似反应。这也是目前医生最常用的手段。另外,合理的饮食调整也具有很好的效果。

在进行化学治疗时,抑制了消化道的蠕动和患者的食欲,所以不要勉强患者多吃食物。在食物的选择上,尽量选用一些流质容易消化的食物,比如清汤、小米粥等食物,也要根据患者的饮食和呕吐程度适当补充水分。要尽量远离油烟味,睡觉时应选择侧卧姿势,这样可以避免呕吐物吸入气管。饮食上要少食多餐,要尽量避免空腹,同时也要注意不要进食得过饱,更不要强迫自己进食,否则会导致症状更加严重。避免吃过甜或过油的食物,起床前后和活动前吃一些比较干的食物,可以抑制恶心。运动后不要立即吃饭,否则有可能会造成消化不良。冷、热的食物不要同时进食,否则容易刺激呕吐,要避免在化学治疗前 2 小时进食,这样做主要是为了减轻胃肠道负担,防止呕吐。

绝对的避免化疗引起恶心、呕吐很难做到,癌症患者本身就遭受着身体和精神折磨的双重打击,心理上的痛苦多数靠自我调节,家人多多鼓励,并通过上述方法能够减轻患者身体上的痛苦,提高患者的生活质量。

26 化疗引起的脱发该怎么办?

脱发是化疗过程中常见的副作用。脱发虽然不会引起身体的痛苦,但大量的脱发往往给患者造成非常大的心理压力,怎么办呢?首先要明确一点,对于大多数接受化疗的患者,头发脱落只是暂时的现象,新的头发会再次长出来,好多患者长出的新头发比以前更密更黑。在行化疗之前,可以先挑自己喜欢发型的假发,或者更大胆些,在头发没有脱落之前直接理个光头,戴上假发。在脱发过程中,要记得这个时候头皮变得非常敏感,要注意加强保护,避免阳光直晒,避免头戴粗糙的帽子。目前还没有预防治疗化疗引起脱发的方法,有些研究者试着在注射化疗药物的时候采用头戴冰帽,减小头部毛囊药物浓度,或者局部使用药物来防止脱发,产生一定的临床效果。但是头戴冰帽易引起受凉、感冒,建议谨慎采用。

27 化疗后如何调整饮食?

关于吃的问题,我们中国人绝对是全世界最讲究的,患者化疗期间的饮食,家属则往往更为精挑细选。其实在化疗期间,掌握一定的原则后,无须太多忌口,可以想吃就吃,只有吃得饱、吃得好才能坚持按时按量完成化疗,保证化疗疗效。

饮食到底有什么原则呢? 简单地说,就是"多吃新鲜刺激少,少吃烟熏油炸烤,过咸腌泡务必少,粗细搭配均衡好"。在烹饪方法上,要炒、蒸、煮、炖等多种搭配,避免单一,口味单调。多吃维生素含量高的水果和蔬菜,有些患者认为在化疗期间要避免吃生冷食物,但对于水果、蔬菜要区别对待,有些清爽可口的凉菜和水果,具有明显的开胃作用。当然不宜进食过量,尤其是过冰的食物。患者化疗期间只要能打开胃口,可少量进食喜爱的重口味食物,如豆腐乳、老干妈、小菜等。总之一句话,能吃进去才是王道。

28 什么是放射治疗,放疗的副作用有哪些?

放射治疗,简称放疗,是用高能量的 X 射线杀伤癌细胞以阻止其生长。根据产生以及发射放射线组织区域的方式,分为内照射和外照射,大多数患者接受的是外照射治疗,外照射的 X 线由体外的放射性物质发出后通过仪器穿透胸壁,直达肺癌组织。内照射是将放射物质直接植入肿瘤内部或者肿瘤旁边,也叫植入放射或近距离放射治疗。这两种情况下的放疗,其目的都是杀死病变组织,缩小肿瘤,延长生命。

放射治疗由放射肿瘤医生监管,根据肺癌病灶的位置、大小、形状及肿瘤位置来决定放射治疗的剂量。放疗一般在术后2～3周开始,如需要化疗,放疗和化疗可联合同时开始,也可序贯进行,常见放疗一般在化疗结束后进行,联合同期放化疗副作用较大,部分患者难以承受。

肺癌放疗副作用个体差异较大,部分患者对放疗只会产生很轻的不适,甚至无任何不适症状,放疗副反应主要取决于辐射剂量及患者个人体质,肺癌放疗的副作用有哪些呢?常见的有以下几种:放疗区域皮肤颜色变暗、发红、瘙痒,甚至皮肤破溃渗液;骨髓抑制,出现白细胞、红细胞、血小板减低;肺部损伤,可引起放疗性肺炎;肺门区的肺癌,放疗可引起心脏、食管损伤。因此在放疗过程中,如有不适症状,要及时与你的管床医生沟通,必要时可以暂停放疗,放疗也是一把双刃剑,过度的放疗也可能会有生命危险。

29　肺癌放疗需要做哪些准备?

首先,放射肿瘤医生会联合胸外科医生,结合你的病情和相关检查,评估有无放疗指征。首先,对于大部分早期肺癌、没有转移的肺癌并无放疗指征;其次,放射物理技师还可能会使用CT扫描以精确定位放疗位置,并计算精确的放射剂量,一旦确定放疗部位,可能是一个点或一片区域,医生会在皮肤表面标记目标区域,部分患者可能需要制作一定模具或者固定装置防止移动,预防放疗过程中病灶出现脱靶,放疗定位时间通常半小时到 2 小时,实际的治疗过程相对要短,一般为 1～5 分钟。最后,是心理准备,很多患者对放疗非常紧张,放疗的确是有一定的副损伤,但作为一种成熟的癌症治疗方式,大部分情况下风险是可控的,不会出现严重的副反应,调整好自己的心态,合理饮食,注意休息,才能更好地战胜病魔。

30　放疗的患者身体会释放射线吗?

"他得了肺癌,在接受放疗,我得离他远点。"很多不明真相的人对放疗的患者充满排斥心理,其实这完全没有必要。作为放疗治疗的患者,不会成为移动放射源威胁我们身边的人,人体是不能够存储放射线的,即使密切接触也不要有丝毫担心。但是有一种情况要除外,如果患者接受内照射放疗,那么患者本身则是一个微型放射源,这种情况下需要严格按照操作规范进行,严格管理探视人员,包括限定患者活动范围,有的医院有专门的隔离房间,一旦移除植入物就可以出院,同时也不会对人有损害了。

31　EGFR 突变或 ALK 突变患者也可以用免疫疗法吗?

答:不推荐。目前主流观点认为无论是 PD-1 抑制剂或者 PD-L1 抑制剂,免疫治疗在 EGFR 突变患者中整体效果不佳,ALK 突变的肺癌患者数据显示效果也不理想。可见对于此类患者我们谨慎建议不推荐采用免疫疗法,强烈建议采用一线靶向治疗。

32 肺癌靶向治疗耐药后,怎么办?

分子靶向药物针对癌细胞的某个蛋白、某个分子起作用,从而抑制癌细胞生长,由于多数情况下只能抑制一条生长通路,作为异常狡猾的癌细胞绝对不会坐以待毙,它就像一个会思考的天才,不断自我进化,久而久之可使分子靶向药物失去作用,产生耐药性,多数靶向药物的平均耐药时间约为 1 年,也有短到半年、长到 5 年发生耐药。

发生肿瘤耐药后,应尽可能地采用二次基因检测,明确有新发突变的基因,如 EGFR T790M 突变(50% EGFR 耐药的患者会发生),产生此类突变可采用三代靶向药物奥希替尼。靶向治疗产生耐药后,如肿瘤大小进展缓慢,建议继续服用靶向治疗药物,如病灶局部孤立,可同时联合局部治疗(如放疗、射频、微波或冷冻消融)。如病灶多发转移,且侵犯广泛,可考虑联合全身化疗,或者免疫治疗。

33 什么情况下肺癌采用免疫治疗具有更好的效果?

2016 年 10 月,美国 FDA 正式批准 PD-1 抑制剂 Keytruda 用于一线治疗非小细胞肺癌,拉开肺癌免疫治疗的大幕。其实在此之前，Opdivo(O 药)于 2015 年 10 月已经上市，最初被用于治疗化疗失败的肺鳞状细胞癌，接着扩大到化疗失败的其他非小细胞肺癌。Keytruda(K 药)和 Tecentriq(T 药)的加入又为这个家族增添了两员猛将。随着研究的深入，将来会有越来越多的成员加入我们的抗癌大军。

如何选择上述免疫治疗呢？一般来说满足以下 3 个条件：①非小细胞肺癌；②没有检测到 EGFR 或者 ALK 突变；③肿瘤细胞 PD-L1 阳性大于 50%。

随着免疫疗法的开展，非小细胞肺癌一线精准治疗可以参考以下模式：①有 EGFR、ALK 和 ROS1 等研究成熟的突变基因，优先选择靶向药物治疗；②不适合靶向药物，但 PD-L1 表达较高，可优先选择免疫治疗；③不适合靶向和免疫治疗的肺癌，优先选择化疗或者配合放疗。

当然免疫治疗的效果最终还是通过临床试验来证明，目前仍有新的治疗方案在如火如荼地进行当中，未来可期。

34 肺癌为何难以治愈？

癌症在很多人的心目中，犹如魔鬼般可怕，肺癌为什么难以发现和治疗主要有以下几个原因。第一，早期肺癌几乎没有任何征兆，一旦出现症状，多数处于中晚期，尤其是晚期肺癌，临床上基本已经失去治愈可能；第二，癌症不是一种疾病，而是成千上万种疾病的组合，肺癌的类型也有很多种；第三，肺癌细胞很快会产生耐药性,对放化疗产生明显的抵抗,治疗方案的单一性很难应对千变万化的肿瘤变异。

35 二次原发肺癌就是癌症复发吗?

二次原发肺癌≠癌症复发。

肺癌治疗最为棘手的问题就是复发和转移,即使各种治疗手段全部都来个遍,很遗憾地告诉大家肺癌患者 5 年总体生存率仍然维持在 20%~30%。

对于个体患者来说,肺癌何时转移复发,谁都无法回答,只有在复查中等待时间的检验。5 年,这五年对患者来说至关重要,如果肺癌治疗后 5 年没有复发转移,我们就可以认为患者这次的癌症被根治了,多数不会复发。很多人可能就认为肺癌与自己无关了,这种想法完全是错误的,理论上来说只要你还有肺就有可能再得肺癌,而且患二次肺癌的概率比普通人群要高得多。所以说二次原发肺癌不是癌症"复发",而是"新发",准确的判断患者是二次原发肺癌还是癌症复发对后续的治疗具有重大的指导意义。

癌症复发,往往预示着较为糟糕的预后,一般只能选择姑息治疗,如化疗、放疗、靶向免疫等相关处理。而二次原发肺癌,则要综合分析患者病情,是否能够耐受手术,有无远处转移等,尽管二次手术难度较大,部分患者经过积极评估后,还是可以考虑行再次手术治疗,尽管风险和难度增大,或许可能是最好的治疗方式。

36 什么是临床试验，自己能不能去当"小白鼠"？

临床试验是指任何在人体（患者或健康志愿者）进行药物的系统性研究，以证实或揭示试验药物的作用、不良反应及/或试验药物的吸收、分布、代谢和排泄，目的是确定试验药物的疗效与安全性。临床试验一般分为Ⅰ、Ⅱ、Ⅲ、Ⅳ期临床试验。

Ⅰ期临床试验：包括临床药理学评价、人体安全性评价试验及药代动力学试验，为制定给药方案提供依据。简单说药物已经被证明在动物身上有效，需进一步研究在人身上的作用，为尽量减少药物不良反应带来的后果，往往会采用很少的一部分受试者。主要是获得采用什么样的注入药物方式最好，以及什么剂量的药物对患者有效，初步制定药物的安全剂量范围。

Ⅱ期临床试验：治疗作用初步评价阶段。其目的是初步评价药物对目标适应证患者的治疗作用和安全性，也包括为 III 期临床试验研究设计和给药剂量方案的确定提供依据。临床Ⅱ期试验在大量患者身上继续这个过程，观察药物效果到底怎么样，在哪种肿瘤上起效更为明显。

Ⅲ期临床试验：治疗作用确证阶段。其目的是进一步验证药物对目标适应证患者的治疗作用和安全性，评价利益与风险关系，最终为药物注册申请的审查提供充分的依据。主要是要与目前使用的治疗对比，评价其疗效和副作用，如果没有已知药物疗效好，或者具有更大的副作用，继续研发此药将失去现实意义。如果药物通过了这个阶段测试,就可以提交给国家相关主管部门,最终复审认可。

Ⅳ期临床试验:新药上市后由申请人进行的应用研究阶段。其目的是考察在广泛使用条件下的药物的疗效和不良反应、评价在普通或者特殊人群中使用的利益与风险关系,以及改进给药剂量等。即新药进入临床后的效果和副作用反馈。

了解了以上内容,那么问题来了,我能不能去参加临床试验当"小白鼠"呢?其实参加临床试验是有很多好处。第一,参加临床试验的药物如果治疗有效果,你将会是最先受益的那部分人;第二,参加临床试验治疗过程中,你将会获得熟悉癌症最新进展的专家给你治疗;第三,参加临床试验,很多治疗费用都是免费的。

当然新药的临床试验毕竟有未知的一面,并非所有的试验药物都有疗效,如果分到安慰剂组,可能不能保证你得到最新的治疗,延误病情。总体来说,当这个"小白鼠"还是具有一定的风险,因此在决定加入临床试验的时候都首先要和自己的医生进行详细的讨论,研究试验方案,自己获益的可能性有多大,深思熟虑后再考虑去签署一份知情同意书。临床研究参与试验患者拥有知情权,务必记住,即使你参加临床试验,签署同意书,你也具有随时放弃离开试验的权利。

37 肺癌手术后如何进行康复训练?

关于肺癌术后如何进行康复,这个题目很大,可以写一本书来详细论述。我们主要要抓住核心要义,总结起来就是"三多"。

一多：多吃。要尽可能地把自己的肚子吃得饱饱的，关于怎么吃我们在本书《肺癌内科治疗篇》的"营养膳食指南"中有详细介绍，只有充足的营养供应才能加速我们术后的康复。

二多：多动。要尽可能地逐渐增加自己的活动，比如可以在病房内散步、深呼吸、吹气球张肺等。我们对活动有一个全新的解释："活动活动"就是活着就得动。活动可能增加我们的肺活量，促进排痰，我们都有生活经验，站着肯定比躺着咳嗽更有力气。此外，活动还可以增强消化道蠕动，增加血液循环，防止血栓形成。

三多：多咳。要尽可能把自己的痰主动咳出来，将气道搞通畅了，可以大大减少肺部感染可能，而且还能促进残肺复张，改善我们的肺功能。但有一种情况要注意，就是如果肺部漏气比较严重的话，不建议剧烈咳嗽，这样可能会导致肺表面张力太大，撕裂肺脏层胸膜裂口，导致漏气更为加重。

多动才能多吃，多吃才有力气多动，多咳才能改善肺功能，我们才有力气多动多吃，三者相辅相成，可以说"三多"是我们快速康复的"三驾马车"。

38 肺癌患者治疗完成后随访如何安排？

随访对肺癌患者非常重要，很多患者术后对随访重视程度不够，直到肿瘤复发转移，引起明显症状时才发现，这样对后期治疗非常被动。对于肺癌来说，即使被治愈，其仍有可能患二次肿瘤，终身体检随访的观点必须要建立。如何行相关随访呢？一般来说 2 年内,建议每 3 个月复查 1 次,2 年后建议每半年 1 次,5 年后改为每年 1 次随访,直至终身。随访内容主要包括病史、体检、颈部锁骨上窝淋巴结、胸部 CT、脑部 MRI、腹部超声、骨扫描、气管镜等,必要时选择 PET-CT、肿瘤标志物等。当然,也不是每次检查都需要将这些检查全部来一遍,医生往往根据具体情况选择不同的侧重点。

39 治疗肺癌未来该往哪里走?

肺癌的治疗不能单靠医生,需要全社会的共同参与和努力。加强吸烟控制,减少烟民的数量,是防治肺癌的关键,如果全中国人都不吸烟,肺癌将成为一种罕见的恶性肿瘤。重视肺癌的"三早"治疗,即早发现、早诊断、早治疗,提高肺癌的治愈率。临床规范化治疗和个体化治疗需要有机统一,使得患者获得更加科学、合理的治疗方案。避免过度治疗,浪费医疗资源,对于新药的研发和转化要积极开展。

第六篇　抗癌故事篇

一、蛇咬的"幸运"

毒蛇和肺癌，这对风马牛不相及的事物怎么还有渊源呢？这里要给大家讲一个离奇的真实故事。

57岁的方女士是湖北省咸宁市通城县的一名农民，2020年5月14日，她在田间劳作时突然窜出一条半米多长的花斑蛇，将她右手无名指中段咬了一口。方女士顿时感到剧烈疼痛，停下手中的活儿回到家中，用水冲洗了一下，包扎起来。随后家人将其辗转送到医院，进行清创、消毒处理，外敷蛇药片。

5月15日，方女士赶到武汉准备住院治疗。在笔者医院急诊科就诊，医生检查发现，她的右手无名指上有米粒大小的毒蛇咬痕，手背明显肿胀，蔓延到上臂。手上皮肤出现青紫，有水疱形成。医生对她的伤口进行了及时的处理。由于在新冠肺炎疫情期间，所有住院患者必须行肺部CT排查，这一查意外发现了一个大问题：在方女士的左侧肺部发现一个1cm大小的肺部结节，被高度怀疑肺癌可能性大。5月19日,蛇咬伤病情稳定后,转入心胸外科。在治疗蛇咬伤的同时,积极行术前准备,并于5月26日行手术治疗,术中快速病理结果诊断为非小细胞肺癌,成功排除了这枚隐匿的"炸弹"。

手术恢复顺利,正式病理结果也确诊为肺腺癌,未有淋巴结转移,病理学分期为Ⅰa期,经肿瘤科会诊,无须行后期放化疗处理,只需要定期复查即可。Ⅰa期的肺癌5年生存率可达80%~90%,远远高于中晚期肺癌的5年生存率。术后,方女士恢复情况良好,1周顺利出院。

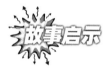

故事启示

被蛇咬伤是一场意外,却也给了方女士一个生存下去的机会。如果不是这场意外,方女士是肯定想不到要去做个胸部CT检查,也就不会发现早期的肺癌了。

癌症的可怕之处在于早期患者没有任何的不适症状,等到有明显症状的时候,通常就是中晚期了,特别是晚期肺癌患者,基本上失去治愈的可能。在现实生活中,像方女士一样幸运的人是少之又少。因此,癌症的早期筛查就显得尤为重要,尤其对肺癌的高危人群就更有必要了。

低剂量螺旋CT是目前国际上推荐的肺癌早期筛查最主要手段,它可以发现直径小于5mm的微小病灶。目前临床上已经放弃曾经常用的胸部透视、胸片进行肺癌筛查。

当然,除了肺癌之外,其他癌症的早期筛查也很有必要,比如:肝癌高危人群如乙肝患者、肝硬化患者以及长期饮酒者等,要做肝脏彩超检查和甲胎蛋白检测；胃癌、肠癌高危人群如慢性肠胃病患者、长期饮食不当者等要做肠镜、胃镜检查；乳腺癌高危人群如初潮年龄早或绝经年龄晚的人群、晚育不育者、有家族史者等需要做乳腺钼靶 X 线摄片检查等。

二、两个月的"感冒"

2020 年 10 月 2 日，国庆节放假，外面下着蒙蒙细雨，阴冷的天气，门诊的患者不算太多。这个时候走进来一位面容清秀的年轻女性，她脸色有些苍白。

伴随着一阵剧烈的咳嗽，她告诉医生自己已经感冒快两个月了，也看了医生，吃了感冒药，可是咳嗽的症状始终不见好转，而且越来越重，昨天晚上已经开始咯血了。刚说完话，又一阵猛烈的咳嗽，咳嗽声中略带嘶哑，感觉肺都要咳出来了。"咳嗽两个月""咯血"，医生就觉得这肯定不是普通感冒，很有可能是肿瘤，虽然她只有 28 岁。

"医生，我这怎么回事啊，怎么咳嗽老是不好啊？"她都快要哭了。"别着急。"医生安慰她一下，"说不定没有什么大的问题，你先去做个胸部 CT 检查，做完立即上来找我，不要等报告。""不要等报告"这五个字医生说得声音有些重。半小时后她过来了，"医生，我有没有问题，赶快帮我看看。"瞬间感觉她似乎有一种特别的渴望，很快片子呈现在我的眼前，左上肺完全不张、左侧主支气管内可见一大小约 1.2cm 肿瘤，几乎快将左侧支气管塞满了。

　　一时间,医生也不知道该怎么说,问她是不是一个人过来,她点了点头,医生觉得还是有必要告诉她结果。"你的左侧主气管内有个小瘤子。"医生刻意强调了一下"小"字,"它把你的气管阻塞了,所以你老是咳嗽,不是你认为的感冒,需要手术切除就好了,要办理住院。"她当时突然之间表现得特别平静,好像这个结果在她的预料之中。

　　10月4日,她办了入院。完善术前相关检查,胸部CT气管三维重建显示:左侧主支气管内可见新生物、左肺上叶不张且合并下叶代偿性肺气肿表现。很快纤维支气管镜活检结果也出来了,考虑典型类癌。此时,真相终于彻底大白,这位女士患的是左侧主气管恶性肿瘤,庆幸的是典型类癌恶性程度较低,完整切除后很多患者可以获得长期生存。

　　在排除全身转移后,于2020年10月9日行手术治疗,切除了不张的左上肺叶,并将左下肺叶支气管与左侧主气管行"袖式"吻合,手术顺利,患者术后咳嗽、咯血症状消失,1周后顺利出院。术后正式病理结果也证实术前气管镜病理,未见淋巴结转移。这位女士的肿瘤分期较早,无须行进一步放化疗处理,这也是不幸中的万幸吧。

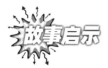

故事启示

　　咳嗽可以说是生活中最常见的症状,多了往往就见怪不怪,其实它是很多疾病发生的预警信号,却往往被人们忽视。尤其是年轻人,平时很少生病,一旦出现咳嗽往往就首先想到自己是伤风感冒,最多是个肺炎，怎么可能会长肿瘤，更别提是癌症了。

其实癌症就在我们身边，友情提醒：超过 2 周的咳嗽不缓解一定要重视，建议胸部 CT 检查，避免出现这位女士的遭遇。

三、从"逃兵"到"斗士"

得了肺癌，不仅是自己的不幸，也是家庭的灾难，面对这突如其来的悲剧，我们该如何面对呢？ 做抗癌路上的逃兵，还是相信科学，拿起"武器"勇敢地与癌魔斗争到底呢？

2018 年 9 月 18 日，湖北宜昌的刘某在得知自己患有肺癌后，给儿子留下一张字条，瞒着家人悄悄走出家门，字条的内容大概就是：爸爸我得了肺癌，这个病肯定没有希望了，治病要花很多钱，最后还是免不了一死，你和妈妈就不要找我了，我不想拖累这个家。家人得知消息后，发动了所有的亲戚朋友，报警、微信朋友圈、线索悬赏，想尽了一切办法，也没有找到刘先生。最终奇迹发生了，刘先生 2 周后自己回到家里，本打算一走了之的他，最终还是下不了决心，毕竟这个世界值得留恋的东西太多，父母妻儿、亲朋好友、山山水水、一草一木，他决心和家人面对这突如其来的一切。

癌症一旦被确诊，很多人都会产生放弃治疗、自杀等想法，这有自身原因，也有家庭因素，更有患者相信网上和社会上的种种流言，产生巨大恐惧，最终走上极端。幸亏刘先生迷途知返，才没有酿成大错，任何时候逃避都不是解决问题的办法。

经过住院后的详细检查，初步考虑刘先生的肺部肿瘤处于中期的可能性非常大,住院 4 天后完成了胸腔镜下左上肺叶切除,术后恢复顺利,术后诊断为Ⅱb 期肺腺癌,经肿瘤科会诊,需要行 6 个疗程化疗。手术的顺利恢复,亲人的关心、医生的鼓励和病房内癌友的互相打气,让刘先生对未来的抗癌之路充满信心,他告诉医生,无论如何他都会勇敢地走下去。2020 年 9 月 18 日,他又出现在医院的门诊,健谈、阳光的一个中年男人呈现在医生的眼前,完全不像个患有肺癌的患者。他风趣地和医生说,9 月 18 日是我们的国难日,也是我的受难日和重生日。

希望刘先生继续保持积极的心态,战胜癌魔,乐观面对人生。

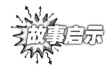

肺癌的科学认识和治疗手段日新月异,博人眼球的报道也是层出不穷,面对错误的报道和流言,很多患者缺乏科学思维,上当受骗,迷失自我,放弃自我,失去生命。事实上,很多癌症(包括肺癌)并不等于绝症,尤其是早期癌症,多数都有彻底治愈的机会,手术、放疗、化疗、靶向治疗、免疫治疗等手段的不断革新升级,让我们有了各种各样的先进治疗手段和肺癌进行斗争。可能这条抗癌之路充满荆棘和千沟万壑,但生命可贵,任何时候我们都不能轻言放弃,带癌生存,用身体的承受换取生命的长寿。

乐观的心态也能抗癌,虽然有些夸张,但积极的心态、理性的思考,最终我们可能会走得更远。

四、香烟引起的爱恨情仇

肖叔叔是一位公安战线的老民警,常年的刑侦工作破案无数,当然熬夜也是家常便饭,年轻时便养成了抽烟的不好习惯,随着年龄增大,烟瘾也是见长,去年终于从工作岗位退了下来,可以烟瘾却始终没有退下来,而且有增无减。由于和一位医生朋友住在一栋楼,平时经常见面,约好老伴一起做个全身体检,然后十一出去好好玩一下。

2015 年 9 月 28 日,如期至门诊行常规体检,医生朋友熟练地将这对夫妻的检查报告申请开好,肖叔叔热情洋溢地领着老伴一起去进行各项检查,还说旅游回来给医生朋友带点特产,幸福之情一览无余。的确,肖叔叔一个女儿刚刚结婚 1 年,女儿女婿事业有成,对二老那叫一个孝顺,每个周末家里都是欢声笑语,刚又得了一个外孙,喜上加喜,而且家庭经济条件优越,夫妻关系和睦,60 岁还在小区里面手拉手,可以说人生已经达到巅峰了。

9 月 30 日晚上,肖叔叔拿着自己和老伴的体检结果来找医生朋友,说 10 月 1 日的机票都已经订好,明天一早就出发。医生朋友仔细看着这两位老邻居的检查结果,肖叔叔果然是公安出生,身体底子还是不错,检查结果几乎没有什么异常。当看他老伴李阿姨的胸部 CT 检查时,医生朋友不由得心头一紧:右肺下叶周围可见大小约 2cm 结节,伴有毛刺和分叶,胸膜可见牵拉改变,专业的直觉告诉医生朋友,肺癌的概率极大。怎么办,肖叔叔明天的机票都订好了,医生朋友这是说也不是，不说也不是。不愧是老公安，看着医生朋友的表情他瞬间明白了什么，"医生，我老伴是不是有什么问题？"他语气显得有些焦急，"有话就说，别藏着掖着，是不是肺癌？"当时医生就懵了，这他都看得出来，后来才知道，肖叔叔原来是法医出生。

事情到这个份上也没有什么好隐瞒的，医生把自己的专业判断和盘托出，一是建议开开心心出去玩，过完节后住院安排手术；二是住院完善术前检查，国庆节一结束马上安排手术。肖叔叔二话没说，直接选择后者，"都这样了，哪有心情出去玩，医生你明天就安排我们住院。"肖叔叔果断和坚决的表态。旁边的李阿姨还没有缓过神来就被肖叔叔带回家了。

第二天，肖叔叔到医院来找医生办理住院手续，李阿姨表情凝重，脸上疑云密布，一夜之间感觉憔悴不少，肖叔叔忙前忙后地张罗住院事宜，细心地问李阿姨想吃啥、想喝啥，有没有什么不舒服。很快住院安顿好了，完善术前检查后，于 10 月 8 日顺利进行了手术，术中快速病理果然证实了医生的判断：肺腺癌。术后第 4 天，李阿姨把医生喊到她的窗前，"医生啊，我在网上查看说吸二手烟也会增加患肺癌，有这么回事吗？""是的，二手烟雾同样也致癌。"医生十分肯定地回答。说完，医生就忙别的事情去了。

过了约 20 分钟，只听见病房内发出一阵撕心裂肺的哭喊声，医生连忙飞奔过去，只见李阿姨发疯似的朝肖叔叔脸上打了几个巴掌，"都怪你，要不是你经常在家抽烟，我也不会得这个病。"肖叔叔则呆呆地站在那一动不动，任凭昔日最爱的人发泄。看到这一幕，医生立刻把李阿姨支开。医生很后悔自己说了那句话，虽然他没有说错，但还是造成了伤害，心里莫名的像被刺了一下，其实这个时候心里最痛的还是肖叔叔,自己心爱的妻子身患癌症,而自己什么都做不到,这种难过无以言表。

到底李阿姨的肺癌和肖叔叔的抽烟有没有直接关系,这种必然性目前无法从科学的层面获得合理的解释。但长期抽二手烟会大大增加肺癌相关风险。幸好,经过肖叔叔的努力,现在夫妻两人和好如初,李阿姨肺癌处于早期,经过后期悉心治疗,目前已经成功闯过 5 年大关,人生再次获得新生,欢声笑语又经常飘满房屋。重要的是肖叔叔自从那以后,再也没有抽过一支烟。

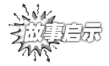
故事启示

吸烟是导致肺癌高发的第一大元凶,如果这个世界没有香烟,肺癌将成一个罕见的癌种。吸烟除了损害自己的健康,对家人也是一种伤害。为了自己和家人,请您尽快戒烟。

世界上永远没有后悔药可以吃。健康的身体是幸福生活的基石,没有健康一切都是零,特别是不良生活习惯导致的健康损害,有的只是无尽的后悔和对家人的亏欠。

五、最后一抹夕阳也灿烂

2016 年 8 月 1 日,这是一个特殊的日子,八一建军节,今晚的夜班医生接诊了一个特殊的患者,一位饱经沧桑和战火洗礼的志愿军战士。

刘老爷子今年 89 岁,来的时候是被两个儿子用担架抬着进入病房的,浑身的剧烈疼痛,把这位老人折磨得如同干枯的树枝,倔强的眼神被深深地埋入眼眶内。医生走过去仔细询问老爷子的病情,大儿子焦急地说道:"父亲从 3 个月前开始出现全身骨骼疼痛,到医院检查了几次也没有发现什么问题,平时爸爸身体一直不错,虽然年龄有点高,但身子骨还算硬朗,对骨头的疼痛也没有在意,可是爸爸骨骼疼痛的程度越来越剧烈,近两周来已经完全不能站立。"

职业的直觉告诉医生,老爷子很有可能是肿瘤引起的骨痛,而肺癌最常见的转移就是骨转移。"有没有做胸部 CT,最近是不是有咳嗽症状。"医生问道。果然被医生猜中了,老爷子最近两个月开始出现刺激性咳嗽,基本没有什么痰,咳嗽症状也有愈演愈烈之势。"肺癌骨转移"这几个字马上闪现在医生的脑子里,医生立即给刘老爷子安排了胸部 CT 和全身骨显像检查。

第二天,检查结果呈现在医生的面前,左侧中央型肺癌伴全身多发骨转移,患者的胸椎、骨盆、肋骨布满了多处转移病灶,部分骨质已经被破坏,难怪老爷子全身疼痛难忍。面对如此糟糕的结果,医生实在不知道该怎么和他及他的家人沟通。在炮火纷飞的战争年代,他顽强地走了过来,浑身多处的战伤没有将他击倒,可无情的癌魔却一刻不停地折磨着这位国家功臣。怎么办?化疗?放疗?对于如此孱弱的身体,可能丝毫的风吹草动都会加速病情的恶化,他的身体已经不允许再进行这种创伤了,两位儿子经过慎重考虑也决定放弃放化疗。

能不能采取靶向治疗?老爷子有没有肺癌驱动基因靶点突变?希望老爷子能有机会用上靶向药物。很快支气管镜病理结果明确诊断:腺癌,基因检测报告也出来了,老爷子 EGFR 驱动基因突变,有靶向治疗指征。医生把这个好消息告诉他们,"老爷子,你的病会好起来的,要有信心。"医生安慰道。"医生同志,你不用再瞒我了,我知道自己得的是晚期癌症,你就把实情告诉我吧,我这把年纪了怕啥,想当年我可是从死人堆里爬出来了,我们一个班就剩我一个了,我这几十年已经够幸福了。"医生被老爷子这种豁达的心理深深地感动了。

我们生活中有一个非常奇怪的现象,自己的亲人得了重病,全家族的人都在想方设法地进行隐瞒,却不懂换位思考,我们自己生病了,难道就不想知道实情吗? 在征得老人的两位儿子同意后,医生把真相向老人说明白后,他的脸上反而流出来微笑,一脸轻松。"没有人能躲过一死,人人都懂的道理有啥好怕的,我相信科学,配合医生治疗,真要去见马克思,你们都不要拦着我。医生,你就说该怎么治吧,我全力配合。"说完,老爷子竟然笑出声了,医生把治疗方案和大多数人的治疗效果与他做了详细的沟通。

在积极的营养支持下,在亲朋好友的鼓励下,经过 3 周的靶向治疗,老爷子全身的骨痛明显好转,精神状态饱满,胃口也慢慢好起来,两个儿子轮班照顾,孙子、孙女嘘寒问暖,慢慢地他可以在家人的搀扶下站了起来,走了起来。"医生,太感谢你了,我感觉我又获得了新生命,本来以为这回过不去了,现在我又有信心了。"说完,他大笑了起来。"不瞒你说,我还有个心愿,我想去趟朝鲜,去看看我那些长眠于异国他乡的战友,你看我这身子骨还有机会吗?""有。"医生故意把声音说得很大,"你肯定没问题,说不定还可以成为百岁老人,加油!"再经过两周的治疗,这位老大爷出院了,医生嘱咐他一定要定期到医院来复查。

老爷子很遵守医嘱，每个月都按时来复查，身体一天天好起来，面色开始变得红润，声音也变得洪亮起来，"医生，我现在一口气都可以走2公里了，身上也不疼痛，而且两个月我长了快10斤了，我觉得我有信心完成我的心愿，我一定要完成。"为何老爷子坚持一定要去朝鲜看看他的战友，医生很好奇。后来医生从他的儿子那里得知，原来在一次战斗中，他的战友为了救他被敌人的子弹穿透胸膛牺牲了，几十年来父亲一直念念不忘，每隔几年一有机会就去给战友扫墓，他可能怕自己没有机会了，想去给战友道别。

从2016年8月到2017年8月这一年当中，老爷子每天都过得很快乐。看望战友的愿望实现了，每天在院子里面摆弄自己的花花草草，老伴5年前走了，两个儿子都已经退休，儿子们怕老人孤单，轮流陪着自己的父亲度过最后的时光。周末家里欢声笑语，老人尽享儿孙绕膝的天伦之乐。夕阳时光依然美得那么灿烂。

老人最终还是没有躲过病魔，2018年4月离开了人世，他的大儿子告诉医生，父亲走得很安详，没有太多痛苦和不舍，对自己的一生很满足，没有什么遗憾。青年抗战报国，中年持家建四化，晚年儿孙满堂享天伦，就算最后一抹夕阳也无比灿烂。

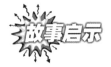

故事启示

癌症，可以说与我们的生活息息相关，充斥着我们生命的每一天，从嗷嗷待哺的婴儿，到耄耋之年的老人，都躲不开癌症的困扰，但癌症总体上是老年病，年轻人发病率还是处于低位。对于晚期肺癌的老年患者,放弃治疗者比比皆是,即使在最后的岁月里,每天都生活在极度恐惧之中,惶惶不可终日。我们呼唤在人生最后的旅程中,更要寻找生命的真谛,不要只去考虑黄昏,而忽视了夕阳的无限美好。刘老爷子是我们学习的榜样。

六、爱拼才会赢

《爱拼才会赢》是由陈百潭作曲填词、叶启田演唱的歌曲,发行于 1988 年,收录于专辑《爱拼才会赢》。这首歌,体现了台湾、闽南地区人们热爱拼搏的精神,告诉我们面对困难,必须发扬艰苦奋斗的精神,不低头,努力拼搏。每当我们失败、迷茫、落寞时,我们时常会想起这首歌。

一帆风顺,风平浪静的人生是我们大多数人追求的目标,而往往真实的人生是跌宕起伏,高潮和低谷总在交替,爱拼可能不会有我们想要的结果,但没有拼搏过的人生永远缺少成功的机会。

赢,并不是生命的一切,想要去赢才是。

陈大爷是一位老实巴交的农村老汉,今年 68 岁。医生第一次看到他的时候,感觉他很害羞,对医生的问题完全不知道该怎么回答,低着头、眼光漂浮不定,像一个犯了错的小学生。通过陈大爷大儿子的自述,医生对他的情况才有了深刻的了解。

大爷有 3 个孩子,二子一女均在省城工作且已经成家立业,辛劳了一辈子,本该安享晚年的时候却传来一个噩耗。两个月前大爷出现咳嗽且痰中带血,起初以为是感冒并没有在意,可是症状越来越重,加上多年的抽烟习惯,频繁的咳嗽已经严重影响夜间休息。经检查发现大爷肺部已经出现一个 2cm 大小的肿瘤,在当地医院行术前检查准备时发现,除了肺部肿瘤外,大爷还有较为严重的隐匿性冠心病(一般心肌缺血的患者都伴有胸闷、胸痛症状。临床上也有许多心肌缺血的患者,心电图表现为心肌缺血但患者并没有胸闷、胸痛、气短等症状,这在医学上称为隐匿性冠心病,亦称无症状心肌缺血。如果行肺部手术治疗,可能需要面临着巨大的心脏风险。

怎么办?3 个孩子为了含辛茹苦把他们养大的父亲,开始了艰难的求医之路。从当地医院,到北京、上海的大医院,跑了十几家,均建议采取保守治疗。对于肺癌患者,"保守治疗"意味着患者将失去根治机会,可父亲的肺癌毕竟还是没有到晚期的程度。无论如何也要给父亲活的希望,3 个孩子经过一夜的反复考虑,做了一个大胆的决定:手术。

医生被 3 个孩子的诚恳深深打动,大儿子说他们已经做好最坏的打算,甚至连老人的寿衣、后事都已经开始张罗。家人的义无反顾,给了医生巨大的信心,医生尽最大的努力去挽救患者的生命,给生命一个机会。

健康所系,性命相托。经过科室医生严密的讨论,联合麻醉科、心内科、肿瘤科和放射科,进行多学科会诊,制定治疗方案,决定采取冠脉不停跳搭桥联合肺癌根治术同期进行,也就是常说的"杂交手术",这种手术方式和风险极大,任何的疏忽都可导致患者死亡,不可预知的危险可能让医生措手不及。从手术方案的制定,到术中可能出现的风险及术后的应对措施,医生均做了详尽的考虑以及相应的应对措施。

手术顺利结束,术后恢复也在有条不紊地进行,完全按照医生术前设想的那样,10 天后大爷顺利出院了。术后肺癌的病理结果考虑为早期肺癌,无须后期的放化疗,按时服用治疗冠心病的药物,定期医院体检就可以了。糟糕的开始,却有一个相对较美好的结果,还是验证了那句话"爱拼才会赢",有的时候确实需要置之死地而后生的勇气。

如果你自己失去信心,上帝也救不了你。两年过去了,陈大爷依然健康地生活着,每半年都会准时到门诊找医生复查,"笑容满面""精神矍铄"形容大爷的状态一点都不为过,可能经历过生死的人才能真正明白生命的真谛。大爷常常说,感谢白衣战士,是医生的努力才让他活到现在,其实这又何尝不是他自己的争取和家人的不认输才有了今天的这个结果。

医生不是神,但有的时候却在扮演"上帝"的角色。我们每个人都在排队走向死亡,医生就是可以帮你插队,让你往后面排一排的普通人。再厉害的医生也救不了自己放弃自己的患者,说到底能够拯救我们的还是我们自己。

有拼搏的精神,跟随着自己的梦想,我们才能有勇气去征服困难。

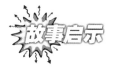
故事启示

不放弃才有机会,爱拼才会赢,面对疾病同样如此。

复杂的医疗环境,紧张的医患关系,让很多医生在工作的时候面对严重疾病、复杂手术，难以放开手脚，最终影响医学的进步，患者失去该有的治疗机会。这个过程可能是曲折、布满荆棘，但我们永远不能忘记：因相信，而选择；因选择，而有机会。

爱拼才会赢，需要我们共同的努力，与我们共同的敌人进行战斗，"向死而生"——给我们一份信任，还生命一个机会。

七、翩翩起舞的人生

癌症可怕，可无法面对自己疾病的心态更可怕，尤其当你确诊为晚期癌症的那一刻，很多人可能万念俱灰。美好生命属于我们每个人只有一次，人生没有办法重来，当你面对它的时候，就算生命还剩最后一秒，也要舞出生命本来的样子。

陈小霞，人生已经走了 65 个年头，曾是一名公务员，目前也是一名晚期肺癌患者。

2019 年 10 月，她参加了单位组织的体检，因工作人员未及时通知以及自己的疏忽，体检报告 3 个月后才拿到手。2020 年 1 月 13 日，看到肿瘤标志物报告提示 CEA 指数高于正常 2 倍，而且胸片提示为右侧肺部结节，她意识到问题的严重性，立刻到县人民医院拍了胸部 CT，当即被告知肺部有肿瘤，且很有可能为恶性。2016 年她母亲就是因肺癌去世，她对肺癌有一定程度了解，正因如此我对生活规律性提出了近乎苛刻的要求，难道这还躲不过这可怕的遗传易感性吗？当即如五雷轰顶，太突然了，这让每天在法院忙碌着民事调解工作以及担任县中老年艺术团团长的她无论如何不能接受。

　　第二天,全家赶往省城的大医院做进一步检查,不曾想,等待她的是更残酷消息,根据全身 PET-CT 报告,右肺上叶结节状 FDG 代谢增高,为高活性病变,右上叶肺癌可能性大,右侧锁骨上窝及右侧纵隔多发淋巴结伴代谢增高,胸 10 椎体结节状也有高代谢表现,可能属肺癌晚期。还有没有手术的机会? 她还有活着的希望吗? 能活多久?

　　随即她开始了各种咨询,肿瘤内科专家分析说骨转移不太确定,建议去胸外科咨询能否手术,而胸外科的专家根据她目前没有任何症状、身体素质良好、无任何基础疾病的现状,判断可以争取手术机会,但无法确诊到底有没有淋巴结和胸椎转移情况。她们一家四口反复分析、讨论内外科专家的两种声音,每日每夜地在网上查资料。她女儿建议带着片子去北京的大医院找权威专家诊断后再做抉择,没想到在中国医学科学院肿瘤医院和解放军 301 医院同样得到了和先前一样的两种建议,是否手术主要取决于患者。

　　彻夜未眠,经过痛苦的思想斗争,她决定遵从内心的呼声,争取手术,给自己一个机会,家人也尊重她的意见。

　　由于新冠疫情,北京的医院极难安排住院,她们回到省城医院,在 2020 年 2 月 4 日进行了右肺上叶切除＋同侧纵隔淋巴结清扫术,术后恢复顺利,1 周后顺利出院。病理结果:右上肺腺癌且伴有多个淋巴结转移。按照传统治疗,下一步需要行化疗和放疗处理,对此她也做好了充分的思想准备,就和死神战斗到底!

　　半个月后,不幸中的万幸! 基因检测结果显示她是 EGFR 基因L858R 突变,属于 EGRF 基因 21 号外显子错义突变,属于黄金突变! 这是从生病以来唯一能算上好的消息了,更好的消息是,三代肺癌靶向药泰瑞沙（奥希替尼）在 2019 年进入国家医保目录，她在享受医保报销后仅支付比较低的费用，并未给家庭经济带来沉重负担。在肿瘤内科医生的建议和家人商量下，她决定采用奥西替尼＋贝伐珠单抗的双靶向联合治疗方案。

从 2020 年 3 月初开始，她每天早上口服一粒奥希替尼，每 21 天住院输液贝伐珠单抗及其他辅助药品，使用 8 个月，除皮疹和腹泻副作用外，其他基本恢复正常。经过休养，加上她之前的身体基础较好，术后伤口和体力恢复得也很快。从外表看来她现在与健康的常人无异，心态也从最初的绝望低落渐渐乐观平和起来。她现在每天仍旧朝九晚五去县人民法院从事退休返聘的人民调解员工作，并逐渐加入合理的锻炼和中药调理，生活、工作慢慢回到正轨。

确诊初期，在她意志消沉、万念俱灰的时候，她女儿用电话向自己的当医生的中学同学求助咨询，她也得以与医生通话，并在电话中流露出绝望的念头。由于疫情影响，医生网上看了检查报告之后，除了给予她治疗方案上的建议外，更给了让她和全家感激不尽的建议。医生诚恳地说："阿姨，如果你不积极治疗，你可能将看不到 2021 年的太阳，我希望你要勇敢地面对。"这如当头棒般的一句话，让她如醍醐灌顶。她想起了年届九旬的老父亲、老伴、一双儿女等，他们如过电影般在脑海一一闪过。她舍不得他们、放不下他们，为了他们，她也要努力振作起来。

是医生的忠告，激起了她的求生的欲望和勇气。如若不是他的那句话，她或许已经消沉自弃，可能已没有今天，更遑论明天。

一路走来，感慨良多。感谢科技的日新月异，感谢靶向药的发明，给晚期肿瘤患者争取到了延长生命的机会；感谢国家医保的支持,加大了报销的力度,让普通老百姓能吃得起救命药;感谢家人的理解和无微不至的照顾,让她感觉活着的意义;她最要感谢的是她自己,终于鼓起与癌症斗争的勇气,生命只有一次,绝不轻言放弃的决心让她明白生命的意义。

每一天都是新生,活一天就要开心一天,多活一天就赚到一天。

后面的人生或许是一条更为艰险的抗癌之路,但在家人的支持下,她将同病魔抗争到底。她也给自己定了个小目标:1年生存期,再下一个目标是2年、3年生存期,最终挑战5年生存期。可能她的肺癌无法治愈,她也无法决定生命的长度,但她可以增加生命的宽度,增添生命的绚烂色彩,夕阳无限好,何惧到黄昏。

陈阿姨将与肿瘤共存、与病魔共舞,每一个不曾起舞的日子都是对生命的辜负。

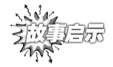

我们身体每天都在产生癌细胞,而精确的身体调节系统能准确无误地将体内癌细胞清除出去。我们害怕癌症,因为癌症会让我们失去未来,与我们的亲人,生离死别,阴阳两隔。

得了癌症,尤其是晚期癌症,患者整天紧张、发愁、痛苦,但这样根本无济于事,不仅不利于自己的健康恢复,同样也使得整个家庭陷入灰色的阴霾之中。从最初的迷茫、痛苦、害怕,到战胜自己内心的恐惧,坦然地面对疾病,陈阿姨快速的角色转换,让我们看到了她的坚毅和勇敢。肺癌的新型治疗方案日新月异,党和政府也在尽最大努力减轻患者的经济负担,让普通百姓也可以享受到最新的治疗方案。陈阿姨是我们学习的榜样。

陈阿姨的经历给了我们几点启示：①健康体检非常重要，对于健康体检的结果一定要及时跟踪，异常结果必要时需要进一步复查；②癌症已经发生，我们无法选择，唯有坦然面对、积极乐观治疗，才是最好的选择，焦虑、彷徨、害怕甚至放弃，影响的不仅是自己，家人背后的痛苦我们可能更无法想象；③与癌共舞，与癌共存，即使到最后关头，也要谨记生命的美好，不辜负生命的每一天。

八、"独行人"的寂寞冷

陈大爷两年前做了肺癌手术，由于肿瘤分期较晚，两个子女也尝试了各种治疗方案试图延长父亲的生命，可终究回天乏术，肿瘤已经扩散到他全身多个器官。剧烈的骨痛，没日没夜地咳嗽，甚至连起床都需要搀扶，身体每况愈下，四肢已经难以支撑他那如柴般的躯干，每吃一碗饭、上一次厕所都拼尽全力。

陈大爷的两个子女为了延续自己父亲的生命，东奔西走，求医问药，寻遍了省城的各家大医院，每次见面大爷的两个子女特别强调又强调地告诉医生："大夫啊，我爸爸胆子特别小，你千万不要告诉他病情，不然他肯定接受不了。"可大爷经常对医生说："大夫啊，我到底得的啥病啊，住院快1个月了，怎么一点都不见好转啊，你快点告诉我吧，我是不是过不去了？"两种针锋相对的问题，医生实在不知道该怎么回答，现实的医疗环境，使医生不得不站在家属的立场。有一天陈大爷突然跪在医生的面前，苦苦地哀求，要医生告诉他实情。医生用尽他所能做的、所能说的一切,与患者的子女进行沟通,但仍然没有完成大爷最后的请求,直到最后一刻。

在这件事情上究竟谁错了? 站在不同的立场上,会得到不同的答案,可能永远没有正确的答案。但不管怎么样。

在与肺癌战斗的路上,大爷始终是一个独行人,在无边无际的漆黑的夜里苦苦地挣扎,面对病情的逐渐加重,时刻感受到死亡的威胁,即使是他最亲的人,以及他所信赖的白衣天使,也依然无法安抚他受伤的心灵。

如何才能改变我们的认识,难道患者到死都没有知道自己疾病的权利吗? 其实我们可以做得更多:

(1)设身处地理解患者的情绪波动。

(2)努力为患者寻求各方面的帮助。

(3)尽量学习相关疾病的科学知识。

(4)陪患者做他喜欢的事情,尽力完成他的心愿。

(5)陪患者回忆,从过去的故事中寻找生命的快乐。

(6)必要时真诚地和患者讨论死亡。

(7)必要时可考虑心理咨询。

经常看到一些国内外的抗癌励志故事,无论结果如何,这些故事都有着很多共同点:他们在家人的帮助下,知道发生什么,经历什么,最终会变得怎么样,始终有家人陪伴左右,理性的思维,面对疾病的坚强。这些是我们想看到的。

共同面对癌症,坦然接受结果。我们还有很长的路要走,需要我们全社会人的努力。

毕竟谁也不想生病后生活变成一座孤独的坟墓,即便风雨兼程也有需要前方有一盏明灯。

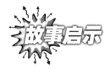

在我们的生活中存在一种"隐瞒文化"，善意的谎言毕竟还是谎言，谎言总有破灭的那一天，无论多么美丽的谎言也掩盖不了疾病的恶化和患者精神肉体上的痛苦。面对患者的疑惑，医生更多的时候是站在患者家属的战壕里，其实患者才真正是应该被关心的对象。

只有面对死亡的威胁时，人们才知道生命的美好，当面对疾病的折磨时，患者更需要有人陪伴。"隐瞒疾病"始终不是解决问题的办法，只有让患者客观、理性地认清所处的状态，患者才能有一颗平常心去面对。没有一个人能逃避死亡，同样没有一个患者不想了解自己的疾病，坦然面对、积极治疗。相信在未来随着大家观念的转变，一定会有越来越多的患者愿意分享自己的故事，一定会有越来越多的患者会更好地配合医生，也一定会有越来越多的家属选择不再隐瞒，一起面对。